中国公立医院财务治理研究

夏 冕 著

国家自然科学基金项目（71103134）
教育部人文社会科学研究青年基金项目（16YJCZH120）

科学出版社

北 京

内 容 简 介

本书在"治理"语境和全球公立医院治理改革的背景下，聚焦于我国公立医院财务治理研究。一方面，将治理理论和分析方法应用于公立医院改革，分析政府及其权力部门在公立医院财务治理架构中的权责安排；另一方面，遵循产权理论—公司治理理论—财务治理理论的逻辑主线来研究公立医院财务治理结构及财权配置。本书共分为9章，分别阐述了有关概念和理论、我国公立医院财务治理的现状、公立医院财务治理结构及财权配置问题、公立医院财务治理绩效评价指标体系构建等。

本书可以作为从事公共管理、卫生管理与改革、医院管理研究的有关学者和师生的参考用书。

图书在版编目（CIP）数据

中国公立医院财务治理研究 / 夏冕著. —北京：科学出版社，2020.1

ISBN 978-7-03-054557-2

Ⅰ. ①中… Ⅱ. ①夏… Ⅲ. ①医院-财务管理-研究-中国
Ⅳ. ①R197.322

中国版本图书馆 CIP 数据核字（2017）第 231302 号

责任编辑：徐　倩 / 责任校对：贾娜娜
责任印制：张　伟 / 封面设计：无极书装

科 学 出 版 社 出版
北京东黄城根北街 16 号
邮政编码：100717
http://www.sciencep.com

北京虎彩文化传播有限公司 印刷
科学出版社发行　各地新华书店经销

*

2020 年 1 月第 一 版　开本：720 × 1000 1/16
2020 年 1 月第一次印刷　印张：10 1/4
字数：206 000

定价：96.00 元
（如有印装质量问题，我社负责调换）

前　言

目前我国大多数公立医院还没有建立起现代医院财务治理体制，也未建立规范的财务治理机制，致使财务治理效能较低。公立医院财务治理研究是卫生经济与管理学术界深入思考和研究的重大理论及实践问题之一。2011～2017年，笔者承担国家自然科学基金项目"基于财权流理论的我国公立医院财务治理研究"和教育部人文社会科学研究青年基金项目"利益集团博弈视角下的我国医疗卫生体制改革中的利益协调机制研究"，上述项目在对我国公立医院财务治理现状、特殊性和绩效进行全面分析的基础上，借鉴比较成熟的国内外财务治理的理论和经验，特别是从公共治理理论、产权理论、公司治理理论的角度对我国公立医院财务治理结构、权利配置设计进行系统研究，并在此基础上构建适合我国国情的、可供选择的财务治理绩效评价指标体系，对公立医院财务运转状况和财务绩效进行评价，从而确立公立医院财务治理结构与评价机制，最终构建适合我国国情的公立医院财务治理的基本理论框架与治理路径。本书是上述项目的研究成果的汇集，该研究成果将为我国不同层级的公立医院进行有效的、规范的财务治理提供基础理论支持和依据，并为我国有关决策部门制定医疗卫生机构改革方案提供政策依据。

本书是关于公立医院财务治理的理论与实践问题的论著。围绕这一主题，全书分为9章。

第1章主要介绍本书的实践意义、理论价值、研究思路与逻辑结构、研究方法、研究对象、特点和局限性。

第2章系统介绍公立医院财务治理涉及的基本概念及一般理论。公立医院财务治理的基础理论框架包括三个层次：公共治理理论、契约与产权理论、公司治理与财务治理理论。本章在一般理论学习的基础上形成公立医院财务治理的理论基础和研究框架。

第3章将公共治理理论引入公立医院财务治理研究领域，分析公共治理理论与公立医院治理框架下的财务治理研究的内在逻辑关系：包括公立医院财务治理的现实背景及其对于公共治理理论的需求性；公共治理理论在公立医院财务治理领域的适用性及其启示。

第4章全面分析我国公立医院财务运行的现状，为健全我国公立医院的财务治理机制、提高财务治理水平提供实证依据。通过统计资料收集我国相关医疗机构的财务数据，对其财务运行的总体状况及绩效进行分析。

第 5 章分析目前我国公立医院治理框架下的财务治理结构及财权配置问题。其中，多层次、责权明晰的财务治理结构是公立医院财务治理的基础，财权问题是理解和研究公立医院财务治理的核心命题。本章结合产权理论、委托-代理理论等相关理论，解析公立医院财权的内涵、财权问题产生的根源以及财权的分解和配置等问题，以期为完善我国公立医院的财务治理提供理论支持。基于公立医院财务治理结构，进一步明确公立医院资产处置权、投融资决策权、收益分配权及其他各项公立医院财权配置及归属。

第 6 章主要从公立医院财务治理绩效评价的视角选择、公立医院财务治理绩效评价涉及的范围、公立医院财务治理的主体及其权责和目标、公立医院财务治理绩效评价基本维度的构建 4 个方面，对我国公立医院财务治理绩效评价所涉及的基本理论问题进行探讨，并综合运用文献分析、Delphi 专家咨询法等方法对评价指标进行筛选，经过 2 轮专家咨询并结合小组讨论意见，最终确定包含 6 个一级维度、15 个二级维度和 48 个考核指标在内的公立医院财务治理绩效评价指标体系。

第 7 章基于四市 12 家三级公立医院和三县 5 家二级公立医院的调研数据，从资产绩效、盈利能力、偿债能力、营运能力、发展能力等方面对样本公立医院财务治理绩效进行分析，并使用综合计分法对 12 家三级公立医院的财务绩效进行综合性评价。

第 8 章以公立医院医生薪酬制度的概念框架为基础，在厘清公立医院医生薪酬改革的体制背景及其与财务治理的内在关系的基础上，分析我国公立医院医生薪酬制度的现状、存在的问题及其导致的行为结果；同时借鉴公立医院医生薪酬制度及激励机制的国际经验，对我国医院医生薪酬制度设计提出政策建议。

第 9 章在全书的理论分析与实证分析的基础上，整理研究结论并进行规范分析，对我国医院财务治理改革提出政策建议。

本书是从两条路径对公立医院财务治理理论和实践问题进行研究的。一方面，本书在"治理"语境和全球公立医院治理改革的背景下，聚焦于我国公立医院财务治理理论与实践研究。公立医院治理改革的实质在于如何处理权利在政府与医院之间的划分：既强调将对公立医院的微观管理权下放给医院本身，从而使政府专注于公立医院的宏观管理；又强调通过建立公立医院组织自身的权利架构实现各项权利的配置及制衡。另外，公立医院外部财务治理又是公共组织财务管理工作的重要组成部分，是国家财政监管的基础。鉴于公立医院资本的特殊性，公立医院财务治理结构有别于国有企业，这个层面也必然涉及政府的权责安排。因此，本书试图将治理理论和分析方法应用于公立医院改革中。另一方面，公司治理及财务治理理论为研究公立医院财务治理结构及权利配置提供了一般理论与模式。

该理论体系是关于建立一套以"财权"为核心的基本理论,从理论上奠定了财务治理权配置在组织治理、财务治理中的核心地位。基于公立医院在中观及微观层面的组织架构、权利配置结构与国有企业存在共性,本书另一条路径是遵循产权理论—公司治理理论—财务治理理论的逻辑主线来研究医院财务治理,将上述理论引用到公立医院财务治理研究中,在此基础上分析公立医院财务治理结构及财权配置。

鉴于本书涉及的理论和方法及覆盖的专业领域较广,笔者花费了很多时间和精力用于此项研究,但由于自身的水平有限,书中难免存在疏漏之处,敬请广大读者批评指正。

笔　者

2017 年 9 月

目　　录

第1章 导　　论

1.1　本书的实践意义与理论价值

在我国，公立医疗机构是指由政府投资举办的为人民群众治疗疾病和保障健康利益的卫生服务组织。我国卫生服务体系以公立医疗机构为主，公立医疗机构占据我国大部分的医疗卫生资源，提供大多数的医疗服务任务。截至2015 年 12 月底，全国共有医院 27 587 所，其中，公立医院 13 069 所（占医院总数的 47.37%）；全国医院总诊疗人次 308 364.1 万人次，其中，公立医院诊疗人次 271 243.6 万人次（占医院总诊疗人次的 87.96%）；全国医院总入院人数 16 086.8 万人，其中，公立医院入院人数 13 721.4 万人（占医院总入院人数的 85.30%）[1]。作为我国医药卫生体系服务提供主体的公立医院，在机构数量、诊疗人次及住院服务情况等方面都担负着守护人民健康的主要职责，其自身建设关系着我国医疗卫生事业的发展，关系到广大人民群众的健康水平和生活质量的提高。

公立医院财务治理改革是我国医药卫生体制改革中需要解决的核心问题之一，也是公立医院各项改革的关键点。公立医院财务治理是指基于财务资本结构等制度安排，对医院财权进行合理配置，在强调利益相关者共同治理的前提下，形成有效的财务激励约束等机制，实现医院财务决策科学化等一系列制度、机制、行为的安排、设计和规范。财务治理是对公立医院财务资源的全面整合，能促进组织财务决策的科学性和有效性，是公立医院治理框架中的重要子系统。宏观上，公立医院财务治理不仅指内部治理，而且涵盖外部治理。公立医院外部财务治理建立在完善的财务制度、有效的监管体系、严厉的执行机构的基础上。外部财务监管制度是有效实施内部财务控制的基础，内部财务制度无法取代外部财务约束。鉴于公立医院组织的特殊性，强有力的外部财务治理与约束机制尤为重要。完善公立医院外部财务治理应当充分考虑社会公众利益，严格控制医院支出范围，规范医院筹资、投资及采购行为。

然而，随着我国市场经济体制的不断完善和医疗卫生体制的逐步转型，医疗卫生工作的内外环境发生了重大变化，各种结构性、机制性的矛盾日益凸显。其中，财务治理结构与机制问题是阻碍公立医院成为高效、法治、责任的公共服务体系的重要方面。2009 年 3 月 17 日颁布的《中共中央 国务院关于深化医药卫生体制改革的意见》中明确指出"深化运行体制改革，建立和完善医院法人治理结构，明确所有者和管理者的责权，形成决策、执行、监督相互制衡，有责任、有激励、有约束、有竞争、有活力的机制"。2010年2月23日，卫生部等五部委联合发布的《关于公立医院改革试点的指导意见》中强调要改革公立医院运行机制和监管机制；改进公立医院经济运行和财务管理制度；加强医疗安全质量和经济运行监管。同时，强调卫生行政部门要加强对公立医院功能定位和发展规划的监管；严格控制公立医院建设规模、标准和贷款行为，加强大型医用设备配置管理。健全财务分析和报告制度，加强公立医院财务监管；要积极推进医院财务制度和会计制度改革，严格财务集中统一管理，加强资产管理，建立健全内部控制制度，实施内部和外部审计制度；在大型公立医院探索实行总会计师制度。可以看出，上述改革领域均与公立医院财务治理问题相关，财务治理问题是阻碍公立医院成为高效、法治、责任的公共服务体系的重要方面。公立医院财务治理研究已成为卫生管理学术界深入思考和研究的重大理论与实践问题之一。

（1）基于财务角度。公立医院财务治理的理论研究将广泛吸收财务治理研究的最新理论成果，丰富非营利组织财务理论的基本内容，从而实现非营利组织财务治理和财务管理的有机融合，使财务理论体系更加充实、完善。

财务治理和财务管理属于不同的范畴，前者强调如何保障管理者"能够做正确的事"，后者注重管理者在前者的框架内"如何正确地做事"。它们所涵盖的内容是存有较大差异的。在财务治理结构和机制等方面的许多极为重大的财务问题是财务管理所无法涉及、抉择的。但财务治理不应当也不可能无所不包，它代替不了财务管理的特有功能。因此，主要基于所有者产权的财务治理与主要基于法人财产权的财务管理共同构成了较为完善的非营利组织财务体系。基于此，研究非营利组织的代表——公立医院的财务治理问题，将有利于维护其财务体系的完整性，规范自身的财务行为，提高财务运作效率。

（2）基于法人治理角度。基于文献的数据挖掘和实证分析构建我国公立医院财务治理的定量化分析模型，构建公立医院医生财务治理的评价指标体系及测量方法，为我国不同层级的公立医院制定科学合理的财务治理评价体系提供基础理论支持和依据，从而有助于增强公立医院法人治理理论的完整性、系统性和应用性。

在公立医院法人治理中，财务治理作为公立医院财务的重要组成部分，与法人治理紧密联系并构成其核心部分，是法人治理的现实、集中、根本体现。财务治理有效连接了公立医院财务管理与法人治理两大体系，突显了法人治理中财务所占的重要地位，从而在客观上奠定了财务的主导地位。公立医院财务治理问题研究，是对公立医院法人治理研究领域的深化，它将有利于进一步明确公立医院法人治理的重心，使公立医院法人治理能够抓住重点、有的放矢，提高治理效率和改善治理效果，并推动公立医院的全面发展。

1.2　本书的主要思路与逻辑结构

本书的研究目的是以公立医院财务治理为主线，分析我国当前公立医院财务治理现状、问题和绩效，有针对性地提出改革策略。

（1）我国公立医院财务治理的关键理论问题研究。在对治理理论进行系统学习的基础上，借助新制度经济学的产权理论、财务学的财权流理论等，对公立医院财务治理的本质属性及我国公立医院财务治理的范畴进行探讨和界定，形成公立医院财务治理的理论框架，特别是从公立医院财务治理的特殊性角度寻找其与公共管理理论的结合点。

（2）我国公立医院财务治理现状、绩效的描述分析。本书在对目前我国公立医院财务治理现状、规范性和财务治理绩效进行描述分析的基础上，解析公立医院财务治理存在的主要问题，并识别和筛选公立医院财务治理各环节潜在的关键性风险因素，为公立医院财务治理评价的理论分析和指标体系设计提供实证依据。

（3）基于"财权流"理论的公立医院财务治理结构与财权配置。从"财权流"思想和本质出发，构建基于财务治理权的公立医院财务治理体系：①构建多层次、责权明晰的财务治理结构是公立医院财务治理的基础；②基于公立医院财务治理结构，进一步明确公立医院资产处置权、投融资决策权、收益分配权及其他各项公立医院财权配置及归属，实现公立医院财务治理权利的制衡。

（4）我国公立医院财务治理绩效评价指标体系及模型构建。基于我国公立医院财务治理评价体系的维度与结构分析，通过 Delphi 专家咨询法进一步确定公立医院财务治理评价的各级指标的构成，并确定分级标准以及指标体系的重要性、灵敏性和操作性。利用层次分析法建立评价指标的各级权重以及组合权重。最终构建涵盖非营利性、财务风险性、资产绩效、信息公开等方面的公立医院财务治理的评价模型。

（5）公立医院医生薪酬制度改革问题的探讨。在卫生体制改革的背景下，解析公立医院薪酬制度与财务治理这两个研究领域的关系，在此基础上分析我国公立医院医生薪酬制度的现状及存在的问题并提出政策建议。

（6）我国公立医院财务治理理论体系框架构建以及有关政策建议。在对我国公立医院财务治理问题进行理论分析及评价模型构建的基础上，建立适合我国国情的公立医院财务治理评价的理论体系框架，为我国公立医院进行有效的财务治理提供基础理论支持，并为我国有关决策部门制定公立医院改革方案提供政策建议。本书的研究逻辑框架如图 1-1 所示。

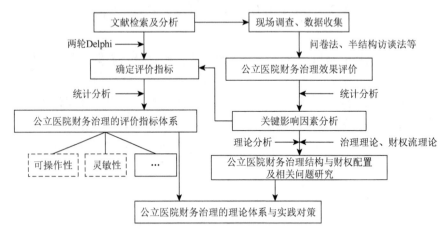

图 1-1　本书的研究逻辑框架

1.3　本书的研究方法与主要研究对象

本书采取的研究方法包括文献研究法，理论研究方法，理论模型分析，现场调研设计，资料收集方法，数据的整理、录入与分析方法六个部分，具体研究方法如下。

1. 文献研究法

收集及研究的文献主要涉及公立医院财务治理理论与方法等领域。通过 WOS（Web of Science）、MEDLINE、中国期刊网等数据库查阅收集医院财务治理有关期刊、论文、调查报告、卫生统计年鉴等文献资料。通过对各种文献资料进行深入系统的分析，了解当前我国公立医院财务治理总体现状、问题及相关政策，着重关注国内外相关研究中关于医院财务治理的最新研究方式以及财务治理评价指标。

2. 理论研究方法

1）宏观政策分析
主要运用公共管理学、卫生经济学、卫生政策学等相关理论，采用理论分析和逻辑推理等方法，对公立医院财务治理过程存在的问题进行分析和定性评价。从全球公立医院治理改革的政策背景、我国公立医院改革实践路径、公共治理的理论及价值判断等角度对公立医院财务治理进行政策环境分析，并提出适合中国国情的公立医院财务治理的政策建议。

2）公立医院财务治理的相关理论研究

财务治理结构是法人治理结构的最为重要的组成部分，财务治理权配置是财务治理结构的核心内容。本书将公共治理理论、契约与产权理论及公司治理理论引入公立医院财务治理研究中。公共治理理论适用于公立医院财务治理的宏观层面的基本问题的探讨，如关于政府职能的定位及政府与市场手段的选择问题；契约与产权理论有助于解释公立医院的中观治理结构及财权结构；而公司治理与财务治理理论为公立医院财务治理理论体系中的微观分析提供了理论支持。公司将契约与产权理论引入财务学中，扩大了财务学的研究视野。财权流理论在现代财务的理论体系中占据了核心和统驭地位，是财务学界研究财务治理结构最重要的理论依据，对财务治理理论发展起着重要的指导作用。该理论建立了一套以"财权"为核心的基本理论，从理论上奠定了财务治理权配置在组织治理、财务治理中的核心地位。本书将上述理论引用到公立医院财务治理研究中，在此基础上分析公立医院财务治理结构及财权配置。

3）利益相关者分析

公立医院治理问题研究在委托-代理关系的基础上，突出显现了利益相关者共同治理的重要性。公立医院财权不仅需要在资源提供者和管理者之间进行合理配置，而且需要在政府各部门之间进行适当配置，从而确立各个利益相关者的财务地位和作用。本书将财政部门、发展和改革委员会、卫生行政部门、社会保障部门等均纳入利益相关者范畴，对利益相关者财务治理行为策略进行分析。

3. 理论模型分析

公立医院财务治理的评价模型构建如下。

（1）专家论证。针对构建公立医院财务治理评价指标体系的理论基础、研究假设以及评价指标体系的合理性、适用性等思路提请专家咨询论证。

（2）两轮 Delphi 专家咨询法。用于各级评价指标的构成、筛选和分级标准的确定以及指标体系重要性、灵敏性和操作性的确定。

专家的选择如下：选择 25 名专家和学者，由长期从事医院财务管理相关领域的研究人员、卫生行政部门等相关部门管理人员、公立医院高层管理人员等组成。

（3）层次分析法。通过对各具体指标的分析，建立评价指标的各级权重以及组合权重。该指标体系覆盖公立医院非营利性、财务责任、资产绩效、财务绩效与财务风险、财务信息披露质量、社会满意六个方面。

（4）一致性检验。用一致性指数（conformity index，CI）检验各指标的相对优先顺序有无逻辑混乱。

4. 现场调研设计

1）抽样方法与抽样框架

本书计划现场典型调研地点的选择原则为：①公立医疗机构改革（或试点）典型代表地区；②当地政府有关部门对现场调研工作的支持与配合程度；③抽样调查与典型调查相结合，符合社会调查以及统计学的要求。

本书在全国四种类型的公立医院改革试点城市中，运用分层抽样调查与典型调查相结合的方法，以公立医院改革国家联系试点城市管办分开的四种模式作为分层指标，在每层里面抽取 1 个市——分别选取 E、L、A、M 市作为调查地区，共抽取了 12 家三级公立医院。笔者承担的教育部人文社会科学研究青年基金项目"利益集团博弈视角下的我国医疗卫生体制改革中的利益协调机制研究"中，选择 H 省抽取了 F、E、H 三县作为调查地区，共抽取了 5 家二级公立医院。

2）调查对象

系统层面：调查地区发展和改革委员会、国有资产管理、财政与卫生等行政部门。

机构层面：调查 12 家三级公立医院和 5 家二级公立医院。

个体层面：①调查地区发展和改革委员会、国有资产管理、财政与卫生等行政主管部门负责人、中层职能部门负责人；②公立医院主要负责人、中层职能部门负责人。

3）问卷调查和访谈的主要内容

（1）系统层面：了解调查地区公立医院财政、卫生费用等情况，以及公立医院治理概况，包括公立医院财务治理结构与财权配置在系统层面存在的主要问题。

（2）医疗机构调查：通过机构调查表收集相关资料，了解公立医院财务运行状况、业务收支结构、资产绩效等。通过典型调查、案例分析，了解该地区公立医院财务治理的方式与效果、存在的主要问题和影响因素等。特别是对目前公立医院财务规范性、财务风险、资产绩效等方面进行全面了解。

（3）个体层面：了解公立医院筹资管理、收支管理、价格管理、投资管理等环节存在的主要问题及制约因素。通过个体访谈获得关于公立医院财务治理的关键问题和关键环节信息。

5. 资料收集方法

（1）现有资料收集、统计报表数据收集。从统计局、卫生、财政等部门收集研究所需的经济、财政、卫生费用等相关信息。收集公立医院近年的财务报表，具体包括医院资产负债表、收入支出总表、医疗收支明细表、药品收支明细表、基本数字表等。收集公立医院财务管理的相关数据，深入分析财务现状与问题，拟定公立医院财务治理评价指标。

（2）调查表和调查问卷。根据研究目的和内容，结合背景研究的结果，针对卫生行政部门、公立医院等分别设计问卷，以获得各方行为特征及其影响因素的相关信息。通过本书设计的调查问卷收集样本医院相关数据，主要包括医院的非营利性、财务责任、资产绩效、财务风险、财务信息披露等方面的信息。

（3）知情人深度访谈。对公立医院的非营利性、财务责任、资产绩效、财务风险、财务信息披露等方面的现状及存在的问题进行访谈，访谈对象包括：调查地区医院分管院长、财务部门相关负责人；调查地区卫生行政部门分管医政或财务的局领导和相关负责人等。

6. 数据的整理、录入与分析方法

（1）经济学及医院财务管理分析。运用经济学及医院财务管理学的基本理论与方法，如医院偿债能力分析、发展能力分析、资产绩效分析、成本效益分析等方法，对调查公立医院的财务治理绩效进行综合评价。

（2）描述性统计分析。应用描述性统计分析方法对公立医院财务治理的政策、现状及影响因素进行定性描述。

1.4 本书的特点与局限

1.4.1 本书的主要特点

（1）研究问题和研究视角。通过相关的文献追踪可知，公立医院财务治理研究对于国内卫生经济及管理学界是一个全新的研究课题。本书在对我国公立医院财务治理现状、运营情况和财务绩效进行全面调查与分析的基础上，运用多学科研究方法，在治理理论的语境下结合财务治理理论对我国公立医院财务治理问题进行系统研究，通过对公立医院资产绩效、盈利能力、偿债能力、发展能力等进行评估，提出公立医院财务治理的可行路径及策略。其一，试图建立适合我国国情的、规范化的公立医院财务治理的理论框架，从公共治理理论、产权理论、公司治理理论及财务治理理论出发，形成公立医院财务治理研究的理论构架；在理论上具有创新意义。其二，对法人治理结构框架下的财务治理结构，尤其是对公立医院财权配置进行系统研究，具有较强的理论应用创新性。

（2）研究方法和研究结论。本书采取理论演绎归纳分析和实证研究相结合的研究方法，综合运用卫生经济学、管理学、会计学、统计学等多学科方法进行数据和资料分析，建立公立医院财务治理绩效评价指标体系，并运用层次分析法建立公立医院财务治理绩效评价模型，该模型可用于医院包括资产绩效、财务安全等多方面的财务绩效行为的定量研究，在方法学上取得了一定突破。本书结合医疗体制改革的重点和难点问题，分析公立医院财务治理与公立医院其他相关改革的关系及规范化公立医院财务治理的必要条件和公立医院向规范化财务治理过渡的实现路径，为公立医院财务治理体制的建立和完善提供政策依据与决策参考。

1.4.2 本书的局限性

（1）数据资料的来源和数据质量。本书的数据主要来自于《中国卫生统计年鉴》和原卫生部《全国卫生财务年报资料》。这些财务数据都基于旧《医院财务制度》和旧《医院会计制度》，具有诸多的缺陷性和局限性。数据反映的结果和实际情况存在一定偏差。所以书中辅以非财务数据的实证分析，作为公立医院财务风险现状分析的补充视角。本课题组于 2013 年收集了 12 家公立医院 2010～2012 年的数据，由于 2010 年和 2011 年的数据是在旧《医院财务制度》和旧《医院会计制度》的相关口径下统计得到的，在会计制度的完备性和数据的科学性上存在缺陷性，所以本课题组于 2015 年 1～2 月又通过实地调研等方式收集了样本地区 12 家公立医院 2013 年和 2014 年的数据。最终的分析结果体现的是 2012～2014 年公立医院财务治理的绩效相关指标。在后续研究中又补充了 H 省 5 家二级医疗机构的数据，因此数据的时间周期不一致。本书对于公立医院财务风险的影响因素分析还较为粗放。公立医院财务治理的风险存在于各个财务活动的各个环节，不仅包括了运营和用资环节，还包括了筹资和分配环节，本书欠缺后者的相关数据分析。而在非财务数据角度，主要局限性在于仅从公立医院规模角度侧面分析了目前存在于公立医院的财务风险。

在对样本医院的财务治理绩效进行综合评价的过程中，受限于样本医院财务数据信息的整体可得性及学术组织作为财务评价主体的局限性，本书选取了其中数据可得性较好的 15 个核心定量指标对样本医院进行评价，因此评价结果只能在一定程度上从侧面反映样本公立医院的财务治理绩效状况。同时，在具体指标的得分方面，通过与相应指标标准值的判别来评分，可能会在一定程度上影响部分医院财务治理绩效得分的稳定性。但从政府严格规范公立医院财务治理的角度来看，这种评分方法也具有其逻辑合理性。

（2）研究方法和结论。对公立医院财务治理的研究属于跨学科命题，对于这一问题可以借鉴的研究方法目前还不多。因此，本书在研究方法、样本选择和数据分析方面还有待进一步完善。研究结论上，本书试图提出公立医院财务治理权利配置结构。但是公立医院财权配置本质上属于产权范畴，而我国公立医院的产权属性有其自身的复杂性，该命题又与国家权利有所交叉，更增加了命题的复杂性，为本书增加了难度。因此，该部分分析只是借助文献分析和专家咨询的经验分析，未形成系统规范的分析模型和框架。此外，本书对公立医院财务治理的框架，即公立医院财务治理的结构进行了系统分析，但缺乏对其内在财务治理机制的研究。

第2章　公立医院财务治理的一般理论研究

2.1　公立医院财务治理研究的基本概念

1. 公立医院

目前各国对公立医院没有准确的定义,基本上是从本国的医疗卫生状况出发,对其部分特征进行了描述。例如,公立医院的投资主体是国家公共财政,举办公立医院的目的是为弱势人群服务等。因此,国内外的研究者主要从公立医院的产权组成结构及其所发挥的社会功能等方面对公立医院进行界定。

传统意义上的公立医院可以定义为:公立医院是国家投资举办的国家承担无限清偿责任,不以营利为目的,向全民提供基本医疗服务的医院[2]。这意味着:公立医院完全是由国家投入基本建设资金,当其运行难以为继时,由国家承担清偿责任,并对资产处置、人员安置和居民就医做出安排。而对于发达国家,在政府购买服务的公立医院改革背景下,公立医院的含义发生变化。公立医院是指:无论是政府还是私人所有或管理,都能对所有人提供可及的服务和来自公共资源支付的医院[3]。显然,其所指公立医院也包括那些私人投资建立或运行,对居民提供基本医疗服务并获得政府预算或社会医疗保险支付的医院。

2000年9月由卫生部、国家中医药管理局、财政部、国家计划委员会联合制定的《关于城镇医疗机构分类管理的实施意见》对非营利医疗机构进行了定义:为社会公众利益服务而设立和运营的医疗机构,不以营利为目的,其收入用于弥补医疗服务成本,实际运营中的收支结余只能用于自身发展。2006年原卫生部部长高强在接受人民日报专访时曾指出:"公立医院的基本职责是为群众提供良好的医疗服务,坚持为人民健康服务的宗旨和公益性质,不能盲目追求经济利益,更不能利用医疗服务牟取个人利益,必须维持公益性质,不得以营利为目的。"[4]可见,非营利性是我国公立医院的重要属性,而且该属性是公立医院财务治理的关键内容之一。

2. 治理与公立医院治理

20世纪90年代以来,中国的学术界开始使用治理(governance)取代统治(government)来描述政治体制的延续与社会公共秩序的维持。公共治理理念所关注的主要问题是："如何在日益多样化的政府组织形式下保护公共利益，如何在有限的财政资源下以灵活的手段回应社会的公共需求。"在公共治理的概念界定上，学界尚未达成一致的结论，不像公司治理的概念那样明确。一般而言，治理是指"权利的运用"，其中，权利是指责任和控制体系；公司治理是指"设计一套制度，使得管理者能将利益相关者的福利内在化"[5]。Mueller 在 1981 年把治理定义为"关注制度的内在本质和目标，推动社会整合和认同，强调组织的适用性、延续性及服务性职能。治理包括掌控战略方向、协调社会经济和文化环境、有效利用资源、防止外部性、以服务顾客为宗旨等内容。"[6]

对治理给出的定义，全球治理委员会（Commission on Global Governance）的定义比较权威。认为治理是各种公共的或私人的个人和机构管理其共同事务的诸多方式的总和，治理是使相互冲突的或不同的利益得以调和并且采取联合行动的持续的过程。治理既包括有权迫使人们服从的正式制度和规则，也包括各种人们同意或认为符合其利益的非正式的制度安排。治理有四个特征：治理不是一整套规则，也不是一种活动，而是一个过程；治理过程的基础不是控制，而是协调；治理既涉及公共部门，也包括私人部门；治理不是一种正式的制度，而是持续的互动[7]。

世界银行（World Bank）这样定义治理：运用权力在管理一国经济和社会资源中行使权力的方式。治理的内容主要有：构建政治管理系统；为了推进发展而在管理一国经济和社会资源中运用权威的过程；政府制定、执行政策以及承担相应职能的能力[8]。

美国乔治·华盛顿大学国际事务和政治科学教授 Rosenau 和 Czempiel 在其著作 *Governance without Government: Order and Change in World Polities*（1992 年）中指出："治理是一种在既定目标导向下的行为和行动方式，是一种包含但不局限于政府机制在内的正式的机制以及非正式、非政府的机制，在这些机制框架下，个人和组织机构都能满足他们自己的需要和需求。"[9]Rosenau 和 Czempiel 的观点倾向于从政治科学的角度来分析政府和治理的关系。

国内学者俞可平指出，治理的基本含义是指在一个既定的范围内运用权威维持秩序，满足公众的需要。治理的目的是在各种不同的制度关系中运用权利去引导、控制和规范公民的各种活动，以最大限度地增进公共利益[10]。

从宏观层面讲，治理构建的是政府、市场、社会相互联系、相互影响的横向框架；从微观层面讲，治理是使政府内部组织结构适应制度变迁所需要的一个过程，即调整政府内部组织结构，使权利运行方式得以实现，从而架起政府与市场、社会之间的桥梁。治理的要旨在于主体明确、权责分明，所有目标都有清晰的负责对象，所有主体都有要负责完成的目标，而权责也要相对应。一个好的治理架构可以提供一个公平合理的利益对话和平衡的平台。现代社会的治理变为一个协调、掌舵、施加影响并且去平衡相关利益体相互行为的一个过程[11-13]。

可以看出，无论是经济领域还是政治领域，治理一词的内在核心是相同的。从目的来看，治理都是为了实现参与各方的综合利益最大化；从主体来看，无论是公司治理还是公共事务的治理，其参与主体都是事务的利益相关方；从运作机制来看，都是在平等的前提下通过一系列的制度安排实现各方利益的一种协调和制衡，是一种基于共同利益的协调和合作。

因此，广义的公立医院治理涉及三个层次：第一层次是宏观治理，即公立医院运行的宏观外部制度环境；第二层次是中观治理，即公立医院组织自身的权利架构及制衡；第三层次是微观治理，即公立医院的内部管理[14]。而基于公立医院产权特殊性，其组织自身的权利架构中必然包含了政府的职责、权利和义务的安排。我们认为公立医院法人治理结构是关于政府、公立医院以及公立医院管理者的职责、权利和义务的制度化的安排。因此，法人治理是解决公立医院的中观治理问题的路径选择，是连接宏观治理与微观治理的重要架构。

本书中主要探讨的公立医院改革涉及第二层次，即医院组织改革，又可称为医院治理改革。医院治理改革的实质在于如何处理权利在政府（所有者）与医院（经营管理者）之间的划分。强调将对公立医院的微观管理权下放给医院本身，从而使政府专注于公立医院的宏观管理；强调建立公立医院组织自身的权利架构及制衡。当公立医院微观管理的权利从政府流向医院时，这本身是一种新公共管理运动背景下的公立医院的组织改革。本书对于公立医院财务治理的界定也属于第二层次，其从属于公立医院组织自身的权利架构与制衡的范畴。但是公立医院外部财务治理又是公共组织财务管理工作的重要组成部分，是国家财政监管的基础。此外，鉴于公立医院资本的特殊性，公立医院财务治理结构有别于国有企业，这个层面也必然涉及政府的权责安排。因此，政府及职能部门在公立医院财务治理架构中的地位及作用是研究公立医院财务治理的重要内容，将在本书关于公立医院财务治理结构中具体论述。

3. 法人与公立医院法人治理

法人是依法独立享有民事权利和承担民事义务的组织。简言之，法人是具有民事权利主体资格的社会组织。法人治理结构是指所有者对经营者的一种监督与制衡机制，即通过制度安排，来合理地配置所有者与经营者之间的权利及责任关系，以保证所有者利益的最大化，防止经营者对所有者利益的背离，其具体表现为股东会、董事会、经理层、监事会等公司机构分权与制衡的结构安排。公立医院法人治理结构研究的是医院这种特殊组织的制度安排问题。这种制度安排狭义上指的是在所有权和管理权分离的条件下，投资者与医院法人之间的利益分配和控制关系，广义上则可理解为关于医院法人组织方式、控制机制、利益分配的所有制度安排，界定的不仅仅是医院法人与其出资人之间的关系，而且包括医院法人与所有相关利益集团之间的关系。这种制度安排决定医院法人为谁服务，由谁控制，风险和利益如何在各利益集团之间分配等一系列问题。公立医院法人治理结构的理想模式，实质上旨在寻求公立医院各方利益相关者的利益平衡与协调，且实现自身的公益服务职能[15]。

4. 公立医院财务治理与财务管理

财务治理的研究者主要从两个角度定义财务治理：①财务治理的本质角度。伍中信认为财务治理应该是一种财权的安排机制，通过这种财权安排机制来实现企业内部的财务激励与约束机制[16]。陈工孟等认为公司各种治理关系中最根本的是财权制衡，而财权制衡中含有多层次的财务监督安排。②财务治理的目标角度。林钟高和柯湘萍认为，财务治理是一组联系各利益相关主体的正式和非正式的制度安排与结构关系网络，其根本目的在于试图通过这种制度安排，以实现利益相关主体之间的权利、责任和利益均衡，以及效率和公平的合理统一[17]。杨淑娥和金帆认为，财务治理是指通过财权在不同利益相关者之间的不同配置，从而调整利益相关者在财务体制中的地位，提高公司治理效率的一系列制度安排[18]。

因此，财务治理是相关利益主体责、权、利相互制衡的一种制度安排，主要解决财务控制权与索取权的合理配置问题。而财务控制权与索取权恰恰是财权的主要内容，因此，财务治理实质是指一种财权划分与制衡的财务管理体制。而财权划分与制衡的过程便是利益相关者围绕财权进行博弈的过程。广义"财务治理"强调的是：利益相关者对医院有财务利益要求，并相应承担一定财务风险，因而应参与医院财务治理；财务治理结构应由利益相关者组成。狭义"财务治理"强调的是财务内部治理，尤其是指"财务治理结构"；强调通过财务治理结构安排，对医院财权进行合理分配。财务治理结构又是财务治理的核心和表现形式，也就是说，财务治理是通过财务治理结构的方式来履行和实施的[19]。

因此，公立医院财务治理含义可概括为基于财务资本结构等制度安排，对医院财权进行合理配置，在强调利益相关者共同治理的前提下，形成有效的财务激励约束等机制，实现医院财务决策科学化等一系列制度、机制、行为的安排、设计和规范。公立医院财务治理不仅是一种制度安排、一套组织模式，而且是一种激励和约束机制、一套决策程序。其中，财务治理结构是"骨骼"，治理机制是"血肉"，治理行为是"组织"，三者共同构成了公立医院财务治理的基本内容体系。

公立医院财务治理不仅指内部治理，而且涵盖外部治理（政府、债权人等参与治理）；公立医院外部财务治理应当包括完善的财务制度、有效的监管体系、严厉的执行机构。外部财务监管制度是有效实施内部财务控制的基础，内部财务制度无法取代外部财务约束。财务治理是对公立医院财务资源的全面整合，能促进组织财务决策科学、有效。可见，财务治理是公立医院治理框架中重要的系统。

财务管理是指有关资金的获得和有效使用的管理工作。财务管理在执行者或经营管理者的地位上，按照财务管理的原则，组织财务活动，处理财务关系。财务管理的基本内容包括筹资管理、投资管理、营运资金管理、利润及其分配的管理[20]。因此，财务管理是在一定的整体目标下，关于资产的购置（投资）、资本的融通（筹资）和经营中现金流量（营运资金）以及利润分配的管理。财务管理是指任何一个组织选择、筹集和管理资产的过程，要确定一种筹资方式使成本最低，并从总体上使组织风险和预期报酬达到最佳平衡。卫生服务组织的财务管理也是财务管理，和其他行业一样，也产生现金流动、资产购入及投入使用[21]。需强调的是，公立医院不以营利为目的，并不等于运作中不可以产生收支结余，更不意味着不谈经营，不搞财务管理。事实上，公立医院需要建立适合自身特点的经营理念，充分利用优惠政策，开展科学的财务管理，完善运营机制，将收支结余用于自身建设，增强其实现特定社会目标的能力，更好地体现公益性。

财务治理与财务管理的区别如下：前者主要从宏观上对财务管理中所产生的财务关系进行指导、监督、控制和制衡，着重于财务主体的财务权利、责任和利益的结构性安排以及财务权利运作方式的优化，从制度性层面规定财务运作的基本框架；后者主要集中在"操作性"财务领域，即在财务治理框架下具体进行财务运作和经营活动，强调如何通过科学的财务决策实现具体的财务目标。财务治理和财务管理属于不同的范畴，前者强调如何保障管理者能够做正确的事，后者注重管理者在前者的框架内怎么正确地做事，它们所涵盖的内容是存有较大差异的。

2.2　相关研究的现状

2.2.1　财务治理的两种研究路径

契约与产权理论及公司治理理论是研究企业财务治理的两个不同的分支路径，从不同的角度对企业财务治理问题进行研究。

1. 契约与产权理论

契约理论源自近年来兴起的新制度经济学，是现代企业理论的主流，有三个重要分支：交易费用理论、产权理论和委托-代理理论。其中，交易费用理论的重点是研究企业与市场的关系、企业的边界、企业存在的原因等；产权理论主要研究产权制度安排;而委托-代理理论的研究重点在于企业内部结构与企业中的代理关系。大多数研究者都认为企业的性质是契约,只是对企业的契约性质认识不同。Coase 用交易成本解释企业是对市场的替代,用企业内部的命令服从机制代替市场价格机制,用长期契约代替若干个较短期的契约,可以节约交易成本[22];Alchian 和 Demsetz 认为企业组织和市场交易一样都是契约方式[23];张五常指出要素市场的合约与产品市场的合约不是截然不同的两类事物,认为企业是一种契约形式取代另一种契约形式,是用一种市场代替另一种市场,是用要素市场代替中间产品市场,是"一份契约取代一系列契约"[24];瓦茨和齐默尔曼则认为"企业只不过是一种若干契约的结合";我国学者周其仁则认为"企业契约是人力资本和非人力资本的契约"。

　　产权制度是制度经济学的研究对象,新制度经济学研究中的核心概念是产权,新制度经济学的分析通常是从产权概念开始的,以产权在不同利益主体之间的分配为制度分析的出发点。产权理论主要研究产权的内涵、产权制度的作用和功能、产权有效发挥作用的前提,以及如何通过界定变更和安排新的产权结构来节约经济运行成本、提高资源配置效率等方面内容。财权是一个与产权相近的范畴,表现为某一主体对财力所拥有的支配权,包括收益权、投资权、筹资权、财务决策权等权能。它起源于原始产权主体,与原始产权主体的权能相依附相伴随。产权经济学对产权的分析和理解,为人们认识财权本质解决相关问题提供了一把钥匙。一般地,财权就是指财务权利,由产权派生而来。对产权问题研究的深化,必将推动对财权本质的理解和认识,进而对财务治理核心问题——财权配置产生深刻影响,改变各财务治理主体权利配置格局。因此,财务治理理论是构建于新制度经济学基础之上的,财务治理理论的核心概念应该是产权中具有财务属性的那一部分权能,即财权。

2. 公司治理理论

　　公司治理理论是企业理论的重要组成部分。公司治理理论认为公司治理以现代公司为主要对象,以监督与激励为核心内容。公司治理不仅仅研究公司治理结构中对经营者的监督与制衡作用,也强调如何通过公司治理结构和机制来保证公司决策的有效性和科学性,从而维护公司多方面利害相关者的利益。[25]财务治理总体上作为公司治理的一部分,其在研究思路、研究方法等方面,必然要遵循、借鉴公司治理理论。应该说,公司治理理论对财务治理理论的指导是最为直接的、重要的。同时,由于财务治理也构成了公司治理的核心部分,财务治理结构处于公司治理结构的核心地位,所以,财务治理理论的不断充实、发展也必将促进公司治理理论的不断拓展、完善。

　　应当说,公司治理理论对财务治理理论的指导是全方位的。例如,由公司治理的本质含义可以认识到财务治理的深刻内涵，即财务治理不仅仅是一种制度安排、一套组织模式，而且是一种激励约束机制、一套决策程序。财务治理不仅仅指内部治理（资本结构安排等），而且涵盖外部治理（债权人、政府等参与治理）；财务治理是对企业财务资源的全面整合，是一种能促进企业财务决策科学、有效的共同治理。

关于财务治理理论研究的萌芽目前理论界比较一致的认识是：财务治理理论思想萌芽至少可以追溯到 1976 年詹森（Jensen）和梅克林（Meckling）的资本结构代理理论[26]。该理论将财务领域的资本结构问题从代理理论、公司治理理论角度加以研究，从而开始了公司治理理论与公司财务理论的融合性研究，产生了财务治理理论研究的萌芽。国外理论界培植了财务治理理论的萌芽，但并没有就财务治理进行专题研究，未提出明确的财务治理概念，也未提出较为完整的财务治理理论体系。据杨淑娥考证，涉及"financial governance"一词的文献只有为数不多的几篇，提出较早的始见于加利福尼亚大学洛杉矶分校 J. D. Liebeskind 的一篇博士论文。这些文章都强调了财务信息质量是财务治理的重要内容，财务治理主要是对财务信息的治理，即如何整合、鉴别、呈报和披露相关的、准确的财务信息，以解决信息的失实、失真和舞弊问题[27]。

我国学者充分借鉴国外研究成果并结合我国国情，开创性地明确提出了财务治理概念，并对这一领域进行了独立与专业研究，使财务治理理论得以发展。伍中信较早提出并系统地研究了财务治理问题，初步明确了财务治理内涵，并提出了财务治理体系基本架构[28]。由此开启了我国财务理论界的财务治理研究热潮。

1）财权流理论

财权流理论是本金理论的进一步拓展、深化，是现代企业制度下对财务本质、财务理论的全新表述。财权流理论认为："财权表现为某一主体对财力所拥有的支配权，包括收益权、投资权、筹资权、财务决策权等权能。""财权与产权是两个相近的经济学范畴，财权构成了产权中最核心的权能。""财权流作为现代财务的本质表述，贯穿了财务基本理论的始末，在现代财务的理论体系中占据着核心和统驭地位。"[29]财权流理论确立财权流作为现代财务的本质表述，阐明了财权与产权之间深刻的内在联系。财权流理论从价值和权利两个角度综合考察财务理论、实践问题，更为系统、全面，对财务学发展影响重大，对财务治理理论发展起着重要的指导作用。例如，财权流理论中建立了一套以财权为核心的基本理论、运用理论研究体系，从理论上奠定了财权配置在公司治理、财务治理中的核心地位。财务治理权是企业法人财产权的核心，法人财产权的主要内容就是法人财务治理方面的权利；财务治理结构是企业法人治理结构最为重要的组成部分，财权配置是财务治理结构的核心内容。

2）所有者财务理论

所有者财务理论是在国家财务论基础上发展而来的。所有者财务理论认为：
"所有者财务是以所有者为主体，对所有者投出的本金（即资本金）和收益进行
监督和调控，以实现本金最大增值为目标的一种分配活动"[30]；"财务学可以按
照所有权与经营权是否分离，按虚拟资本与实体资本划分为所有者财务和经营者
财务。"所有者财务理论的提出与建立，从财务主体基础分类角度，明确了其与
经营者财务的联系与区别，拓展了财务的研究领域，完善了财务理论体系，客观
上进一步推动了国家财务、财务分层理论等的进一步发展。公司财务治理非常强
调股东的财务权利、地位和主导作用，所有者财务对股东财务权利范围、实现形
式等方面的研究成果，将直接决定、影响财务治理中股东等各个利益相关者之间
财权的配置内容、范围，从而影响整体财务治理效率和效果。

3）财务分层理论

财务分层理论是有关财务在企业内部分层次管理的理论。财务分层理论认为：
"除监事会行使财务监督外，股东大会、董事会、总经理、财务经理瓜分了企业
全部财权，形成了财务管理的不同层次"；"就这三个层次对企业财务的影响和
作用程度而言，分别为所有者财务、经营者财务、财务经理财务三层次。"[31]财
务分层理论对财务治理理论的产生、发展影响重大。财务分层理论提出所有者财
务、经营者财务、财务经理财务三层次管理体系，扩大了企业财务的外延，深化
了对企业内部财务管理的认识。财务分层理论中有关财权分层次配置的论述，为
企业财务分层治理、财务治理权分层配置提供了坚实的理论基础。特别是财务分
层理论确立经营者财务处于财务管理的核心地位，为财务治理理论确定了重点研
究方向，即财务治理理论应着重研究企业内部经营者财务治理，解决好该层次中
财务激励约束机制设计等一系列治理问题。

4）利益相关者财务理论

利益相关者财务理论依据现代产权理论、企业理论的新发展，从企业财务到
所有者财务再到利益相关者财务，对财务领域进行了新的拓展。利益相关者财务
理论认为："企业的利益相关者都是企业'专用性资本'的供应者，财务学在注
重财务资本的同时，还应将非财务性资本的其他'专用性资本'纳入财务学范围，
尤其是非财务性资本所有者向企业投入的'软性资本'或'智力资本'"；"在利
益相关者合作逻辑下，财务学体系可以分解为'利益相关者财务学'和'经营者
财务学'两大分支体系。"[32]利益相关者财务理论认为，企业本质是利益相关者
缔结的一组合约，企业的每个利益相关者都对企业剩余作出了贡献，并应当享有
剩余索取权。遵循这一共同治理逻辑，利益相关者财务理论提出了财务管理主体、
目标多元化和确立财务资本与智力资本并重的理财新概念等观点，拓展了财务理
论研究的视野，从企业财务到所有者、经营者财务再到利益相关者财务，进一步

完善了财务理论体系。利益相关者财务理论对财务治理理论的发展具有相当大的影响，财务治理必须在保障股东基本权利的基础上，强调企业利益相关者的财务利益。

5）现代西方财务理论

现代西方财务理论是从 20 世纪初开始发展起来的。在投资组合理论、资本结构理论、有效市场理论、资本资产定价理论等基本理论中，有效市场理论与资本结构理论对财务治理理论发展影响深远，意义非常重大。

1958 年，莫迪格利尼（Modigliani）和米勒（Miller）在《美国经济评论》上发表了"资本成本、企业理财和投资理论"一文，提出了著名的 MM 定理：在完美的资本市场上，资本结构与企业总价值无关，企业所拥有的资产组合的价值取决于按照与其风险程度相适应的预期收益率进行资本化的预期收益水平，即资产组合所产生的经营现金流量[33]。由此，开始了现代资本结构理论的研究。作为西方现代财务理论的基石，资本结构理论对财务理论的影响是全方位的、深远的，财务治理理论也不例外。资本结构是公司财务治理结构的基本核心内容，资本结构理论的发展直接关系到财务治理结构基本的组织安排，影响各治理主体的地位、利益；资本结构的代理模型等理论的发展为认识和理解治理主体的财务行为提供了良好的分析框架，从而为构建合理的财务治理结构、形成灵活的财务治理机制提供了理论指导，进而有效规范治理行为，其理论和实践意义重大。

1970 年，珐玛（Fama）在其经典文章中提出了有效资本市场（efficient capital market）的概念，区分了有效性三种程度的定义：弱式效率性市场、半强式效率性市场和强式效率性市场，并对上述三种市场有效性对信息的反映程度进行了阐释[34]。由此，开始了西方财务理论界对有效市场理论的深入研究。有效市场理论是最为重要的公司财务基本理论之一，公司重大筹资、投资等财务决策与财务成果都需要市场正确信号予以反映、引导。资本市场有效程度不同，反映的财务信息质量也不同，这将直接影响投资者、经营者的判断和行动，最终影响资源配置的效率。特别是，市场的有效性直接关系到财务治理的相应治理效果，有效的市场会反映更充分的信息，带来更有效率的财务控制权转移，对财权优化配置意义重大。此外，市场的有效性对财务治理最终效果能否有效反映影响重大，市场有效性低下会增加财务治理信息扭曲的可能性，不利于提高财务治理的效率和效果。

2.2.2　医院视角下的财务治理研究

在公立医院财务治理领域，国内外也有一些理论和实践的探索。

1. 公立医院财务治理的目标与意义

我国部分学者近年来开始对公立医院财务治理或财务管理的目标、意义及其必要性方面进行探讨。荣德义等认为应该把利益相关者价值最大化作为财务治理目标，这里的利益相关者应该包括所有者、债权人、患者以及医院员工等[35]。管勇、郑大喜提出非营利性医院的财务管理目标应该是在讲求社会效益的前提下，实现医院经济效益最大化。同时认为公立医院财务管理的目标定位应当充分考虑财务资本的保值、增值需要，将有限的财务资源投入到为社会提供更多、更有效的服务项目上，最大限度地满足社会对医疗产品的需求[36, 37]。赵祖坤通过对公立医院财务收支合理性、合法性的分析，认为政府监管部门对公立医院财务收支合理性及合法性的监管是保障公立医院健康发展、推动公立医院改革发展进程的必要手段[38]。

2. 公立医院财务治理评价指标体系

近年来，医院绩效研究也越来越受到关注。国际上一些学者认为医院治理绩效评价应包括 4 个尺度：技术效率、配置效率、质量和公平性。每一个尺度至少有一组代表性指标。同时，还可以按照投入、过程、产出 3 个层次来建立评价指标，分别对这 4 个尺度进行衡量。例如，世界卫生组织《2000 年世界卫生报告》从健康结果、反应性和筹资公平性三个方面来评价卫生系统的治理绩效[39]。美国医疗机构联合评审委员会（Joint Commission on Accreditation of Healthcare Organizations，JCAHO）国际部（Joint Commission International，JCI）主要从权利责任与伦理、保健连续性、教育与沟通、领导体制、人力资源管理等方面对医疗机构进行评价[40]。Herr 对 2001～2003 年德国 1500 家普通医院的技术效率和成本效率进行了分析，发现医院在单纯考虑成本效率时，努力使成本最小化，当考虑技术效率时，主要关注投入和产出的质量而不是成本[41]。

在医院治理绩效评价研究中，公立医院的效率和经济评价一直是研究者关注的焦点。Helmig 和 Lapsley 运用数据包络分析（data envelopment analysis，DEA）方法分析了 1991～1996 年不同类型医院的医疗资源运行效率，发现私立医院的效率最低[42]。美国学者 Rosenstein 提出为了改善医院健康服务的结局，运用多重成本效益分析方法，通过建立院内决策支持系统以测量投资回报收益[43]。Li 和 Benton 在回顾有关医疗组织绩效文献的基础上，提出了包括医院在内的卫生保健机构绩效测量与评价的总体框架，即内部与外部绩效测量，其中，对内评价重视生产效率与资源利用率，对外测量重视财务状况及市场份额[44]。这些效率评价研究开始考虑通过相应的财务指标（如成本指标、收益指标）来反映医院的投入产出和资源利用效率。

近年来, 平衡计分卡的评价体系逐渐被引入公立医院的治理绩效评价研究中。平衡计分卡由美国学者 Kaplan 和 Norton 共同提出, 首先用于企业绩效的评价, 它从四个层面关注企业绩效: 财务层面、内部流程层面、学习与发展层面和顾客层面[45]。Liao 和 Chang 通过文献分析和关键知情人访谈, 在平衡计分卡四个维度的基础上建立了医院绩效评价的指标体系[46]。Inamdar 等认为将平衡计分卡应用于医疗卫生机构, 可以发挥为组织成员提供有效的沟通、合作机制; 明确整个组织的绩效任务; 通过组织战略的持续反馈, 提升组织对市场、规则变化的适应能力等作用[47, 48]。至此, 医院财务治理评价开始作为独立的绩效评价维度受到医院管理者的重视。

2001 年, 哈佛商学院教授、非营利财政管理及医疗保健业专家 Regina E.Herzlinger 提出披露-分析-发布-惩罚 (disclosure-analysis-dissemination-sanction, DADS) 模式, 以帮助公立医院高效益、高效率地完成自己的社会使命[49]。DADS 模式要求公立医院披露自己的经营业绩、工作效果 (如服务对象的满意度) 及财务信息, 加强其业绩信息的透明度, 并对这些信息进行认真分析, 然后定期向公众发布这些信息及分析结果。政府监管机构应对不遵守以上规定的医院给予适当的制裁或惩罚, 包括从取消税收优惠直至将其管理者绳之以法。DADS 模式为巩固和完善医疗信息公开政策、加强医疗服务及财务治理提供了一个非常有借鉴意义的思路。

同时, 越来越多的国内学者认识到有效的监督与激励是我国公立医院改革面临的重要问题, 并开展了对公立医院治理绩效的评价研究, 将财务治理评价置于公立医院综合绩效评价体系中。比较典型的研究方法是将医院绩效指标分为效率指标、效益指标和经济指标, 将相关财务指标置于经济效益评价维度中。2008 年卫生部对《医院管理评价指南》进行了修改, 修改后的《医院管理评价指南》将公立医院绩效评价框架设定为三个方面, 即社会效益、工作效率和经济运行状态。在该研究框架下, 经济指标立足于实际输入与目标所规定的输入比较, 以测量输入, 避免过度花费; 效率指标也着眼于输入和输出的比较, 通常用现实的结果与现实的输入进行比较, 从而考察资源的使用情况, 以追求成本的最小化。例如, 周良荣对医院绩效评价指标体系设计思路进行探讨[50]以及庄霞等对构建综合医院绩效评价关键指标体系进行研究[51]。其中, 程薇等关于公立医院综合绩效评价指标体系的研究中, 设计了经济效益评价的二级指标体系 (偿债能力、营运能力、收益能力、成本控制、发展能力五个维度) 以及三级指标体系 (资产负债率、流动比率、现金比率、资产收益率、总费用率等)[52]。唐月红等基于平衡计分卡方法设计了公立医院绩效评价指标体系。其中对医院财务绩效考核包括收入、成本、提高资产利用率、偿债能力、收益能力等六个方面, 并设计形成了覆盖公立医院业务收入、资产负债率、流动比率等方面的三级指标体系[53]。

世界卫生组织（World Health Organization，WHO）及国外已有的医院财务治理绩效评价研究为我国公立医院财务治理评价研究提供了良好的思路。但是，我国公立医院财务治理存在诸多的特殊性，包括其特殊产权下的剩余要求权、特殊的理财目标和信息披露要求、特殊的治理结构、机制及治理环境。因此，在借鉴国外医院财务治理评价理论及实践经验时，需要对我国公立医院财务治理的特殊性进行深入分析。另外，上述评价体系在医院财务治理绩效方面的代表性和完整性不足，例如，缺乏针对公立医院非营利性、财务风险性、信息公开等方面的评价指标的设置。

3. 公立医院财务治理实践进展

美国政府办的公立医院仅占医院总数的 27%左右，公立医院收治住院和门诊治疗人数占全国住院治疗人数的 18%和全国门诊治疗人数的 23%，其余为私立医院[54]。据文献报道，美国公立医院的组织架构由董事会、首席执行官、医务人员、副院长、中层管理人员组成。而中层管理人员往往就是各个成本中心的经理，他们负责向副院长直接汇报、制定预算、保证预算执行，有权核准预算中所包含的开支。而首席财务官（chief financial officer，CFO）则是美国医院财务运作中的组织架构的核心。CFO 是向首席执行官直接汇报的最高财务长官，负责管理核心的和其他相关的财务职能，负责监控财务数据、财务报告的管理，进行内部控制管理，以确保财务信息的正确性和一致性。CFO 对财务委员会负责，向财务委员会和董事会提交财务报告，与投资委员会、审计委员会及其他受财务影响的委员会协同工作，与外部审计人员和负责内部审计的副总裁一起审核年报及外部报表。美国医院的副总裁与 CFO 紧密合作，直接向首席执行官和董事会汇报，负责测试内部控制的能力，进行会计审核，与外部审计协作，执行政府的法律法规，组织会计和其他政策的执行[55]。

作为国有资产的法定代表，英国财政部是医院托拉斯成立时的名义"股东"。在财务制度上，公立医院相当于欠财政部原始固定资产总额的债务，并在每年对这一债务进行还款，款额进入地区卫生局为当地居民购买医疗卫生服务。这样，医院托拉斯逐步获得了医院的法人财产权，拥有公立医院的财产处置权和收入支配权。在投资、贷款、节余资金使用等方面，医院托拉斯受到财政部颁布的有关医院财务制度的约束。此外，每年医院托拉斯都要举办一次面向公众的新闻发布会，公布过去一年的工作成绩、财务状况及下年度发展计划等方面的信息，接受公众的监督[56]。英国审计委员会与国家审计办公室负责检查国家卫生服务（national health service，NHS）机构公共资金的使用效率和效益。审计机构具有很强的独立性，定期对医院进行财务和绩效审计并对外公布审计结果，这对监督和约束医院具有重要意义。

德国公立医院所占比重很大，在国家医疗服务中发挥着主导作用。德国政府不直接经营医院，而是把公立医院变成自负盈亏的实体，使医院在财务方面拥有更大的自主权。德国学者倡导医疗机构采用独特混合式管理，医院内部财务核算比较严格，对医院员工的精简、管理程序的优化、管理成本的控制等方面均按企业经济管理的方式进行[57]。从 1995 年起除了药品，各项医疗费用的支出情况都用预算来控制，每家医院都要参照前几年的收支情况设定预算[58]。

2.3　相关理论研究的启示与简要评述

1. 现代医院形成的契约解释

在知识分化和社会分工逐步深入的形势下，单个医生的知识和能力显然不能满足患者对医疗服务的需求。而一个患者要在市场中搜寻多个医生，与之订立契约关系，单个的交易费用必然升高。况且对于患者而言，与医生签订合同本身就是一个棘手的问题，因为其自身无法对医生的能力、知识、技能进行考核，也无法对每个医生的劳务定价进行判断，更不具备监督交易契约所必备的医护知识。因此，患者与医生单独订立契约的市场行为需要花费巨大的交易成本，这就在很大程度上阻碍了双方交易行为的发生。

为了最小化交易成本，医生最终选择了把投入要素的使用权委托给代理人以换取收入的契约安排，作为代理人的医院就因此形成了。医院进入市场，为其委托人进行声誉宣传，以吸引潜在的医疗服务购买者。医院的存在使得患者和医生都不必再同对方签订多个单独的合约，而只需与作为代理人的医院签订一个合约即可。因此，根据 Coase 的理论研究，可以认为医院的本质在于以"一次性、长期的契约"代替了市场交易各方的"一系列、短期的产品契约"；当医院存在时，契约不会被取消，但却极大地减少了。"某一生产要素（或它的所有者）不必与内部同它合作的其他生产要素签订一系列的契约"[22]；签订每一个契约的部分费用就将节省下来，医院就是一系列契约的联结。而从医院的这一本质属性来看，其与通常的企业没有本质的区别（在新制度经济学里，学校、政府等组织都可称为企业），也不会因为私立或公立的类型差别而改变其契约本质。

契约理论把企业视为一系列契约的组合，是个人之间交易产权的一种方式。为了追求自身的经济利益，生产要素所有者自发地缔结企业契约，寻求生产要素的有机结合和最佳匹配，形成了具有现实生产能力的基本单位——企业。而医院同样是一种用以协调内部成员及利益相关者的契约关系的组合。借鉴契约理论，公立医院的契约关系可以分为：①产权契约。医院所有权包括剩余索取权和剩余控制权。其产权契约的性质揭示了公立医院本质的二重内涵，即制度属性和生产属性。公立医院领域内关键性的制度就是公立医院产权制度。产权结构的变动将连带着公立医院领域行为主体的效用、利益和责任的变动，从而使得体制内部的博弈程序、博弈规则发生变化，进而导致整个体制的结构、框架和形式发生相应变革，最终使公立医院领域的行为绩效发生根本性改变。②人力资本和非人力资本契约。人力资本是人作为生产者和消费者的能力资本，其范畴包括人的知识、技术、能力和健康等。非人力资本则是指企业投入的所有实物资本，包括厂房、机器、设备、原材料、土地、货币等。人力资本所有者——医生将自己的知识、技能、体力作为资本投入医院，契约关系也就此形成。③主体契约。对于公立医院而言，管理者、医生、医技人员、护理人员都必不可少，主体契约把不同职能的人联系在了一起。

2. 我国公立医院治理结构的契约解释

因此，按照以上研究者的逻辑分析，产权制度是现代医院制度的核心和基础。公立医院从本质上讲也是一系列契约的联结。众多契约不可忽视的交易成本决定了公立医院契约结构的选择，而这也回答了公立医院是现在人们所观察到的形式的原因，以及其内部治理结构的相关问题。财务的内涵包括财务活动与财务关系，具有经济属性（资金运动）与社会属性（产权契约关系）二重性。要正确地认识现代医院治理结构的本质，要从产生这种分权制衡组织形式的根源——契约入手。契约是公司治理结构赖以生存的基础，治理结构是保障企业契约的一种制度安排。企业契约是市场选择的产物，必然要符合市场契约的一般要求：参与者必须具有独立的主体资格，能够奉行契约自由的原则，自主地选择企业契约；必须贯彻权利与义务对等的原则，使参与企业契约的要素所有者的产权得到保护并能取得利益。例如，现代企业治理结构形式上是股东大会、董事会、总经理之间的分权制衡，实质上是企业契约参与者的一种利益均衡机制，这种制度均衡以各合约方合法的独立产权为基础，以市场选择形成的企业契约为纽带。

公立医院的运行是通过双向多层的委托-代理关系（契约关系）来进行的。第一等级体系是通过从剩余索取人（初始委托人：全体公民）到中央政府的授权链而形成的向上的委托-代理关系；第二等级体系是通过从政府到公立医院的内部成员的授权链而形成的向下的委托-代理关系。而每个授权链中又涉及多重授权环节和授权主体，例如，第二等级体系中就存在两层委托-代理关系：第一层存在于国家和主管国有资产的政府官员之间；第二层存在于政府官员与公立医院高层管理者之间。其中，主管国有资产的政府官员既是国家的代理人，也是公立医院高层管理者的委托人[59]。对公立医院而言，还存在一种特殊的委托-

代理关系，即医生和患者之间的委托-代理关系。此外，监管部门、融资机构、医疗服务提供者（医生和医疗机构）、药品和器材提供者、医疗费用支付者（个人或保险公司）之间存在着错综复杂的委托-代理关系。每个利益相关者在这个系统内的利益机制和制约因素是不同的，他们在医疗卫生体制中的驱动机制各不相同，导致了委托-代理成本的增加。

公立医院的契约结构存在普遍性的机会主义问题。经济学假设人是理性的，都分别是各自的效用最大化者。由于委托-代理将所有权与控制权相互分离，委托人与代理人之间在管理运营状况、管理者努力程度等组织相关信息上的不对称，导致了契约的不完备，各种不确定因素的存在导致了无法事先在契约中安排所有可能的变化。在所达成的契约范围内，信息优势方在管理活动中有机会追求自身效用最大化而损害委托者（所有者）的利益，产生道德风险和逆向选择。按照委托-代理理论分析，政府的目标是公立医院社会效益最大化，而公立医院高层管理者的目标则是使自己或医院的收益最大化，这样才能更好地维持他的地位。现实中政府要求尽量控制医药费用增长，而医院管理者则考虑如何增加医院的收入，而医生更多关心个人福利和职业生涯的发展。在卫生领域，管理者的短期目标及医院独立的经济效益，与政府追求长期效用及社会效用相冲突，妨碍了医院的长期发展。而民营医院的准入障碍及代理人市场的缺失往往使外部治理机制失效。因此，为减少代理人的机会主义行为，使其尽量为委托人的利益服务，委托人必须对管理者制定完善的激励约束制度。

当然，目前公立医院存在普遍性所有权和经营权不清晰及产权虚位问题。现代法人治理结构的核心就是明晰的出资人产权和法人产权，就是决策权、经营权和监督权三权分立。政府管理者和出资人的角色重叠，权利边界划分不清，关系复杂。在公立医院的授权链上，作为一级委托人的"国民"天然上是"虚位"的。产权不清晰直接导致委托-代理结构的不完善，委托-代理者之间不是一种责、权、利相对称的硬约束的关系。产权制度和法人治理结构的缺失与不健全在一定程度上降低了代理人机会主义行为的成本及风险，导致了公立医院产权制度的软约束与低效率。同时，医政不分导致政府直接干预医院的运作，造成医院低效率运转，难以适应市场经济的运作。

公立医院产权制度的建立和完善不仅便于明确各产权主体间的责、权、利关系，也是内部及外部契约有效达成的前提条件。法人治理结构的本质是公立医院契约关系的明确，而契约关系的根本是产权关系。产权结构的变化制约着公立医院治理结构的发展变迁，也制约着治理模式和治理绩效。因此，只有进一步明晰公立医院的产权，完善公立医院的法人治理结构，从制度和结构上明确所有者、监管者、经营者的责、权、利，才能使公立医院的契约关系得以长久地维持和良性地协调，才能使公立医院的运行更具活力和效率。

3. 产权理论与公立医院财务治理结构研究之间的逻辑关系

从本质上来讲，公立医院财务治理理论研究的核心问题就是财权的配置问题。产权经济学对产权的分析和理解，对认识公立医院财权的本质、解决其财权配置有关基础性问题提供了很好的研究基础和分析框架。一般来说，财权就是指财务权利，由产权派生而来。产权经济学的有关研究成果和研究方法对研究公立医院财权配置具有重要的借鉴意义。公立医院的治理结构是一种制度安排，它通过一定的契约和治理手段，合理配置剩余索取权和控制权，以形成科学的自我约束和相互制衡机制，目的是协调医院利益相关者之间的利益和权利关系，以实现医院的目标。公立医院的治理可以分为两个部分：一个是治理结构；另一个是治理机制。其中，治理结构的核心和公司治理结构相同，是如何解决利益相关者的责、权、利关系问题，尤其是剩余索取权和控制权的配置问题。此外，产权经济学有关产权变更条件、规律和制度安排研究成果，对财务治理结构安排等方面问题具有重要的借鉴意义。基于上述分析可以明确，公立医院产权制度的建立和完善是公立医院变革的前提条件，也是建立公立医院财务治理结构和机制的前提条件。

4. 公司治理与财务治理理论对于公立医院财务治理的借鉴意义

在企业契约理论、产权经济学等相关学科研究的推动下，财务治理理论在现代公司财务治理理论与公司治理理论出现融合的背景下，最终得以形成一个独立的研究领域。而伴随着财务治理理论研究不断深入，研究者一方面关注了财务治理经济学的基础性研究，从理论基础上继续夯实这一研究领域；另一方面从实践或经验研究上继续拓展。公立医院财务治理是涉及公立医院财务相关利益主体的剩余索取权和控制权合理配置的制度安排，一方面需要厘清公立医院财权的本质属性，另一方面需要在现代医院管理制度背景下，探索公立医院的财权配置结构及约束机制。而财务治理两个研究方向的不断深入均为公立医院财务治理研究提供了理论基础及实践指导。其中，以伍中信为代表的国内学者提出财权流理论，将产权经济学的经济思想融入财务治理理论体系中，扩大了财务治理研究的视野，同时也是财务学界研究财务治理结构最重要的理论依据，将对研究公立医院财务治理问题起到重要指导作用。当然，财务治理研究本身处于起步阶段，还存在诸多的不足。将这一理论引用到公立医院财务治理问题的研究，一方面需要继续深入探究公立医院财务治理基本理论渊源；另一方面需要继续深入挖掘公立医院财务治理权利配置本身的特殊性和财务治理理论在该实践领域的适用性。

通过对国内外相关文献的梳理不难看出，伴随着公共管理、绩效管理理论的发展及其在公共部门与非营利部门的推行，医院财务治理的理论研究与实践探索取得了一定的进展。一方面，国内外已有的医院治理绩效评价研究为我国公立医院财务治理评价研究提供了良好的思路和框架。另一方面，各国公立医院财务治理改革路径，不仅从财务治理结构上，更是从医院的财务组织机制、信息披露机制等方面为我国公立医院财务治理研究提供了经验借鉴。各国公立医院财务治理结构与方式虽有所不同，但无论采取何种模式，最为重要的是实质性地改变了医院与政府的关系，规范化了公立医院财务治理权利的配置，并对其财务治理的制衡机制进行了精细化设计。

但是，目前依然存在诸多有待解决和进一步研究的问题：①关于公立医院财务治理的理论基础研究缺乏。现有的研究在医院财务治理的基础理论及揭示公立医院财务治理的特殊性、复杂性方面尚存在不足。②缺乏在适宜中国国情的公立医院财务治理的理论体系基础上，对法人治理结构框架下的财务治理结构与机制的系统研究，尤其是对于公立医院财权配置缺乏相应的研究及明确、可供操作的方案。在公立医院财务治理模式、标准、机制以及方式等方面，也需要进一步研究。③目前对于公立医院财务治理研究大多局限于定性的探讨，缺乏针对公立医院财务治理的评价模型、风险评价、策略选择等问题的定量分析和数据支撑。

2.4　公立医院财务治理的理论基础与研究框架

本书通过相关理论系统学习，认为仅仅从财权流理论角度分析公立医院财务治理问题存在研究视角的局限性。公立医院财务治理的理论基础应包括三个层次：①公共治理理论；②契约与产权理论；③公司治理与财务治理理论。政府对于公立医院的管理本质上属于公共管理行为，公共治理理论适用于公立医院财务治理的宏观层面的基本问题的探讨，如公立医院与政府的关系及公共部门的治理主体责任等问题；契约与产权理论有助于解释公立医院的中观治理结构及财权结构；而公司治理与财务治理理论为公立医院财务治理的组织层面分析提供了理论支持。公立医院所有权安排是其治理问题的核心，而财务治理的核心问题应当是财权的配置和安排。产权构造作为理论基础，奠定了财务治理结构的合理性问题。研究公立医院财务治理应该基于产权理论，从研究其产权属性出发。而财权配置模式奠定了财务治理的一般逻辑，对财务治理体系各个部分及其之间关系具有决定性影响。财权配置模式直接影响财务治理结构的安排、治理机制的发挥和治理手段的实施。

因此，本书在宏观层面，从公共治理理论视角切入，探讨公立医院财务治理相关的理论问题。中观、组织视角则遵循产权理论—公司治理理论—财务治理理论的逻辑主线来研究公立医院财务治理。通过系统理论学习，本书构建的公立医院财务治理研究框架如图 2-1 所示。

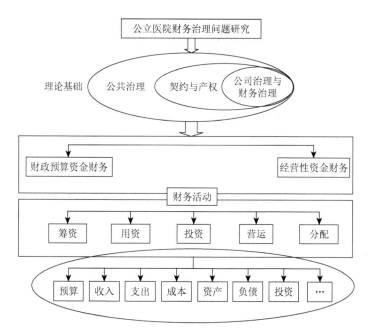

图 2-1 公立医院财务治理研究框架

第3章 公共治理理论：公立医院财务治理研究的新视角

本章将公共治理理论引入公立医院财务治理研究领域，分析公共治理理论与公立医院治理框架下的财务治理研究的内在逻辑关系，包括公立医院财务治理的现实背景及其对于公共治理理论的需求性；公共治理理论在公立医院财务治理领域的适用性及其启示。公共治理理论对于公立医院财务治理的启示在于：政府治理职能的重新定位与治理主体的多元化；治理结构的协同性和治理权利的共享性；治理行为的责任性与治理绩效评价。

3.1 公共治理理论的基本内涵

20 世纪 70 年代末，西方福利国家出现管理危机，行政效率低下、财政支出剧增和政府信誉不佳等公共管理问题日益凸显，与此同时，市场与等级制的调解机制发生危机，公民社会不断发育，众多社会组织集团迅速成长。在此时代背景下，公共治理理论作为一种新型的公共管理理论应运而生。它是在公共行政学中引入治理概念，并对其加以发展和改造而形成的包括政府行政管理及公共部门管理在内的新的学科范式，标志着公共行政学发展到了一个新的阶段[60]。而公共治理就是指公共领域的治理，是政府组织或第三部门及私人组织或个人等各方主体对于共同事务进行协调式管理，以最大限度地增进公共利益的持续过程和方式的总和。

公共治理理念所关注的主要问题是："如何在日益多样化的政府组织形式下保护公共利益，如何在有限的财政资源下以灵活的手段回应社会的公共需求。"[61]围绕这个问题的解决，公共治理理论的主要特征有：①多中心治理。政府不再是公共管理的唯一主体，私营部门、非政府机构在公共事务的管理中都扮演着重要的角色，它们在介于市场经济与公共部门之间的社会经济领域内积极活动并且依靠自身资源参与管理共同关注的社会事务，在某些领域，非政府组织和个人甚至比政府拥有更大的优势[62]。②政府权限的范围及行使方式获得重新定位。政府的作用范围将大为缩小，其不再是无所不包的"全能型政府"而只是"有限政府"。公共治理语境下的政府在社会公共管理网络中扮演着"元治理"角色[63]。政府办好事情的能力不在于运用强制力或权威，而是正确运用新的工具来加以引导和控制。③治理手段的多样化。与传统的管理手段相比，治理理论中的管理手段除了国家的行政手段和方法，更多的是强调各种机构之间的合作和协商。公共治理不再是一种政府统治的手段，而是代表了一种新的社会多元管理模式，这是治理概念的本质含义。④责任制。公共治理理论要求人们对自己的行为负责，具体来说就是要求治理主体承担必要的行政责任和政治责任。⑤提高组织绩效和效率。这是公共治理理论关注的核心问题，而公共治理改革的核心是引入私营部门的管理模式以改善公共部门的组织管理绩效。在政府转型的特定背景下，公共治理理论从学理解释上对实践中的许多问题提出了应对的方法和前瞻性的思路，而在公共医疗领域引入公共治理理念，则为研究者提供了一个全新的研究视角。

3.2　公共治理理论与公立医院财务治理研究的逻辑关系

3.2.1　公立医院的改革背景及其对于公共治理理论的需求性

1. 公共医疗体系改革：市场化抑或政府化的两难境地

中华人民共和国成立以来，我国的医药卫生体制共发生过三次重大的改革，其实质均是体制内在的机制改变。1949～1979 年，在计划经济的大背景下，我国仿照苏联模式，逐步建立了"公共筹资、公共服务、公共管理"三位一体的医药卫生体制。而之后三次改革的方向均是对这种计划体制下三位一体的医药卫生体制的逐步分离，是逐渐从计划模式向市场模式的演进。第一次卫生改革始于 1985 年，主要是把"放权让利"的经济改革引入卫生领域，扩大医院自主权，放开搞活，提高医院的效率和效益。其背后原因是政府对医院的投入减少，医院不得不通过一些营利性的行为来弥补收入的不足，实现"自主经营，自负盈亏"。因此，第一次改革的核心问题是引入市场机制，形成"自主"的医疗服务。第二次重大改革是在经济转型的大背景下，1997 年中共中央、国务院通过《关于卫生改革与发展的决定》，其主导思想是坚持市场导向，继续推进经济激励方式改革。同时，第二次改革的核心是引入了购买方——建立社会保障部，与服务提供方的卫生部相分离，实现筹资与服务的政府内部职能的分离。然而，由于政府卫生投入减少，出现医院逐利行为、"看病难、看病贵"问题，而其背后隐藏的是体制性、机制性问题。在新公共管理思潮的影响下，第三次卫生改革的重点在于进一步推进公共管理与公共服务、公共提供（筹资）与医疗服务的分离，强调社会公平，要求政府加大投入，同时区分政府与市场在卫生领域的作用。

因此，我国的医药卫生体制改革从一个角度上来看是逐步市场化的过程，从另一个角度来看又是政府职能重新界定的过程。然而现实问题却是我国的公立医院在政府与市场两种作用机制的权衡中走入困境。本书采用世界银行关于改革政策的内在一致性分析框架，从决策权、剩余索取权、市场进入程度、可问责性及公立医院承担的社会功能五个方面[64]，围绕财务治理相关的财权问题分析公立医院改革在政府与市场机制两者之间的权衡及取舍困境。

其一，在决策权上，财权的扩大是近 40 年来我国公立医院自主化改革中最关键的一种态势。改革伊始，公立医院的管理者开始拥有一定的管理自主权，尤其是在对外投融资、基本建设和大型设备购置等方面，大多数公立医院拥有了相当程度的财务自主权。政府在不增加公共服务筹资责任的前提下下放多种自主权。

其二，在剩余索取权上，研究者和实践者普遍认为目前我国的公立医院已经拥有了部分剩余索取权。我国公立医院改革的一个重要趋势是权利向微观经济主体让渡，政府干预经济的权限逐步萎缩，从而增加微观经济主体的活力，这也是我国政府激励结构的重要改革。其中让渡给公立医院的各项权限包括人事、基本建设、采购权、剩余分配权限等，而这些权利本身具有经济主体的产权属性特征，因此，医院管理层和职工事实上已经获得了部分剩余索取权。

其三，在市场进入程度上，目前我国公立医院的经费来源主要包括政府财政补助、医疗服务收费和药品销售收入，政府财政补助仅占所有医疗机构总收入的 10%左右。世界银行专家认为，由于医院和医生收入的一大部分来自按项目收取的服务费用和药品加成出售后的利润，我国大多数公立医院在实际操作中更像是私立医院，公立医院的医生更像是独立的私人从业者[65]。这一说法虽不完全合理，但说明我国公立医院的市场化倾向，是就公立医院的运营高度依赖收费而付费的责任由政府向私人用户转移而言的，从个人付费的角度来看公立医院具有了市场化的特征。

此外，在可问责性和公立医院承担的社会功能方面，随着公立医院获得更大的自主权，直接的行政管理机制作用弱化，因此，需要新的非直接的管理机制来对其进行控制，但是有效的非直接控制机制尚未建立，造成政府对于公立医院的运行疏于监管。而由于政府在给公立医院放权的同时缺乏相应的约束机制，所以公立医院的社会功能或公益性也就难以得到保证。

由此可以看出，目前我国公立医院治理在上述五个方面处于不平衡状态，其中在决策权、剩余索取权和市场进入程度上已经倾向于法人化路径，但相应的约束机制和社会功能缺失。因此，我国公立医院的治理现状是一种责、权、利不相对称的软约束关系。基于此，公立医院的治理改革有两条基本路径取向：其一是使公立医院回归到预算时代，即涉及资源配置的各项权利重新回归到政府各部门；其二是进一步推进自主化改革，实现政府与公立医院之间的权利共享，共同治理。

考虑到我国公立医院的自主化改革已历经近 40 年,社会经济高度动态化、多样化,以及医疗服务的高度不确定性对自主决策权的要求,要回到以前的预算管理体制很不现实[66],因此,第二条路径更为可取。在短期内,自主化改革前提下的政府、公立医院和社会主体的共同治理不失为可行路径。从世界各国医药卫生体制改革的经验来看,政府与市场机制相结合,兼顾筹资公平和医疗服务效率代表了一种发展趋势。就公立医院改革而言,我们既不能选择政府主导模式,也不应选择类似于一般产品服务的市场主导模式,只有寻找政府、市场与社会三者之间的合作模式,才能实现与增进公共利益。在这种合作模式下,政府部门和非政府部门等众多公共行动主体彼此合作,在相互依存的环境中分享公共权利,共同管理公共事务。实现公立医院的治理改革,是遍及世界各国的新公共管理运动的一个具体范例,同时迫切需要公共治理理论这一研究政府-市场-社会等各方主体如何协调式管理公共事务的理论对其进行指导。

2. 公立医院财务治理：兼具公共性与经营性的属性

根据国际通行的分类,社会部门分为公共部门和私人部门。其中,公共部门是指以公共利益为目标的政府部门和非营利组织。公立医院属于由政府出资进行经济活动的医疗保健领域的公共部门,公立医院财务属于公共部门(组织)财务的范畴。

公立医院的财务活动是以现金收支为主的资金收支活动的总称,包括预算资金收支活动和经营性收支活动。因此,公立医院的财务活动兼具公共财务与经营性财务的性质。公立医院的财务范畴除了其自身经营过程中的财务活动,还包括对公共预算、公共收入和支出等公共财务活动的管理,具体来说包括预算管理、计划管理、收入管理、支出管理、资产管理、负债管理、净资产管理、成本费用管理、投资管理、财产报告管理、财务分析以及财务监督等。上述公立医院财务内涵的复杂性,决定了公立医院财务关系的复杂性。公立医院的财务关系是其在组织和管理其财务活动的过程中与有关各方之间的多重经济联系,不仅包括其与政府的关系、与其他职能部门(计划、银行、物价、审计等部门)的关系、与上下级单位的关系,还包括其与内部各单位之间的关系。其中,政府及各职能部门和公立医院在资产、财务等方面的责权关系是目前公立医院财务治理面临的重要问题之一。因此,就公立医院财务治理而言,其财务主体的多元化决定了公立医院财务治理的复杂性,公立医院的多元财务关系呼吁多元主体在合理分工基础上的合作治理模式。

3. 公立医院财务治理的实践：治理结构的不规范性与机制的缺失

财务治理结构是公立医院财务治理的基础。从权利配置的角度来看,财务治理是对财务控制权与剩余索取权的对称性安排。公立医院财务治理的权利配置是财务治理的核心，它是影响财务资源配置效率的关键性因素，是保障财务管理高效运行的基础。基于我国公立医院存在所有权、控制权与受益权"三权分离"的现实问题，目前公立医院的投资主体、经营主体、管理主体的各自财权权责尚不明确，而且绝大多数公立医院还没有形成规范的财务治理结构和财务治理机制，这直接影响了公立医院的财务管理行为，致使其财务治理效能低下。

从内部治理角度来看，我国公立医院缺少行之有效、系统完善的内部财务治理的制衡与激励约束机制。例如，在公立医院内部，目前尚无严格的审计监督机制、不相容岗位相互分离制度和财务岗位相互制衡机制；缺乏完善的财务治理评价及风险防范机制；没有建立起一套对经营者的财务问责制度和考核办法，以将奖励与惩罚、激励与约束有机结合起来。从外部治理角度来看，政府对公立医院的外部财务治理是公共组织财务的重要组成部分，也是国家财政监管的基础。它对于规范公共组织的财务活动，改善公共组织的财务管理工作，保证收支预算的实现等都具有重要意义。但是，目前政府部门在通过问责制和公共财务管理方式影响医院管理，进一步促进医院整体绩效提高和成本控制方面较为欠缺。此外，政府对医疗服务行业的整体监管较滞后，职能部门缺少对公立医院强有力的财务监管手段，医疗政策决策的规范化程度较低且对公立医院的财务监测、评价、预警机制不健全。尤其是缺乏对公立医院财务和资产的监管评价体系及对公立医院法人财务责任的评价机制[67]。与此同时，政府还通过其他途径为公立医院提供非预算支持，如免费使用国有土地和实物资本，免费使用政府授予的无形资产，以及各种优惠政策带来的税费减免等，对于这类预算外公共支出，政府也同样缺乏全面的监管。

上述公立医院内外部财务治理存在诸多问题，一方面迫切需要在实践中提出应对的方法及各种配套措施，另一方面需要从学理解释上提出更具前瞻性的思路。

3.2.2 公共治理理论在公立医院财务治理领域的适用性

公共治理理论的适用范围是涉及社会公共利益范畴的社会和经济问题，确保公共利益的增进和分配是公共治理的根本目的。在公共治理领域，公共利益所反映的是在多元社会的治理过程中，政府与利益相关者在利益和利益分配问题上所达成的共识；公共治理的实质是建立在市场原则、公共利益和合法性认同基础上的合作。那么，公立医院的财务治理是否可以置于公共治理理论的框架下进行研究呢？这首先要分析政府举办公立医院的原因，以及公立医院存在的基础，即公立医院存在的公共价值。

　　一般而言，政府干预被当作解决市场失灵问题的基本手段，特别是对由于公共产品、外部性、垄断和信息不对称而产生的市场失灵。公立医院的出现，正是对于医疗领域市场失灵的各种干预政策的集合。公立医院作为政府直接提供医疗服务最主要的一种模式，在世界各国、各地区普遍存在。当然，在市场经济国家中，公共服务的提供并非由公立组织所垄断，众多民办非营利组织也活跃在公共服务的提供之中[68]。西方发达国家在经历了第二次世界大战后20多年福利国家的大扩张之后，在20世纪80年代开始大力裁撤那些提供社会福利和社会服务的公共组织。然而，在福利国家收缩的大潮中，政府的社会支出并没有相应削减，而是通过各种方式流入了民营非营利组织。在医疗保健领域，政府既是出资者又是服务提供者的国家并不少，但在全球性福利体制改革的大背景下，这些国家医疗体制改革的趋势是政府依然维持主要出资者的角色，但同时放弃部分服务直接提供者的角色，从而使医疗服务的提供走向某种福利混合经济的格局[69]。

　　但是，无论福利体制如何转型，公立医院在世界各国依然大量存在。国际社会认为，公立医院是指政府为实现特定目标而举办的非营利性医院，它的建立是确保医疗卫生服务的可及性和公平性，增强国民健康的公共政策和制度安排。世界上大多数国家的公立医院都是向国民提供基本医疗服务的重要载体，是国家医疗卫生安全网和各国公共部门的重要组成部分。众所周知，在我国，公立医院的角色是由政府出资兴办的医疗服务提供者。在计划经济条件下，公立医院是政府全面干预医疗领域的必然产物；而在市场经济条件下，公立医院则是政府为弥补"市场失灵"而干预市场、维护基本医疗服务的社会公平而建立的一种公共服务组织。对于医疗服务这样高度信息不对称的行业，采用公共生产的方式可以削弱提供者利用信息优势侵占消费者利益的动机。因此，公立医院是政府实现公共医疗服务公益性的载体。作为出资人的政府既是公立医院的举办主体，也是公立医院实现公益性的责任主体。

　　公立医院为国民提供了大量的基本医疗服务，同时也消耗了大量的公共开支，包括政府投入和社会医疗保险基金对医疗服务的支付。因此，各国的政府和公众都很关心公立医院的服务效率、服务质量、医疗安全和经济运行情况。而公立医院在这些方面存在的诸多问题，使人们感到有必要进行公立医院治理改革，试图通过改革政府与公立医院之间的治理关系，厘清公立医院所有者、监管者和管理者之间的责、权、利关系，使之对公立医院的运行产生有效的激励和约束。因此，公立医院改革的核心其实是改革公立医院的治理[14]，而财务治理是公立医院治理改革中的关键环节。所以，公立医院存在的价值基础与公共治理理论相契合，运用公共治理理论来研究公立医院的财务治理及财权配置等问题在理论上具有可行性。

3.3 公共治理理论对于公立医院财务治理的启示

1. 启示之一：政府治理职能的重新定位与治理主体的多元化

在传统的管理理念中，政府被认为是公共物品的唯一提供者和治理中心。公共治理是一种多元的、民主的、合作的行政模式，它强调政府、市场主体和公民社会的共同作用，在相互依存的环境中分享公共权利，共同管理公共事务，是一种以公共利益为目标的社会合作过程。在公共治理范式中，政府在保障居民获得基本医疗服务方面承担着十分重要的角色，但政府不再是唯一的权利中心，政府权限的范围及行使方式获得重新定位。政府与公立医院及其他社会服务行为主体独立运作而又相互依存，共同分享管理社会的责任、资源和权利，形成伙伴关系。政府的职责不单纯是直接生产和提供公共物品或服务，还包括制定与其他参与者合作生产和提供公共物品或服务的规则，并执行规则。合作生产提供公共物品服务的运作逻辑是以合同为基础，强调行为者之间的协调与合作。通过对话、协商、谈判、妥协等集体选择和集体行动，达成共同治理目标，并建立共同解决公共问题的纵向、横向或者纵横交错的组织网络，形成资源共享、彼此依赖和相互合作的机制与组织结构。

当前，我国公立医院的内外部存在着多个层次的委托-代理关系。公立医院的受托责任关系链包括政府整体与外部的受托责任关系链和公立医院内部的受托责任关系链。其中，各级政府及其职能部门（财政、卫生、国有资产管理部门）与公立医院之间存在着经营上和监管上的委托-代理关系。具体来说，在政府与公立医院的公共财务受托责任关系链中，每一层次的委托人与代理人都是公立医院财务治理的主体。一方面，政府在公立医院治理与服务体系中起着主导作用，处于核心地位，其他治理主体需要接受政府的合理规制与监督。政府与市场、社会、医院之间同时是合作伙伴关系，寻找积极的合作方式，强化政府责任。另一方面，社会力量是填补政府职能转变过程中形成的治理真空的重要力量，可以有效规避政府失灵和市场失灵。在公立医院财务治理的问题上，政府权限的范围及行使方式的重新定位体现为政府正确运用新的工具来加以引导和控制，而不是一个全能型政府，例如，政府可以委托第三方行使治理权限，包括通过第三方审计机构来进行外部审计和通过评审机构来评价医院的财务治理绩效。因此，政府有必要实行分权化改革，将权利充分授予代理链中的下级、非政府组织和个人，以充分发挥它们参与公立医院财务治理的积极性。在这种合作治理过程中，政府、医疗机构、社会组织都成为在各个不同层面上的权利中心，发挥着不可替代的作用。

因此，政府治理职能的重新定位与治理主体的多元化体现在两个方面：一是治理结构的改进与改革，即公共事务的治理由单一的政府主体转向政府、市场与社会的多元化主体，因此，既需要关注政府治理职能的发挥，更需要建立多元化的治理主体体系并建立起与公众的良性合作关系；二是治理方式的多样化与结构化，即治理采取何种工具更有效以及工具之间关系的结构化。

2. 启示之二：治理结构的协同性和治理权利共享性

公共治理视野中的公立医院财务治理，旨在构筑一个不同的治理结构——一个系统各部分之间的协同过程，称为协同性。这一协同性可以使国家、公立医院、公民社会之间达成一种新的均衡。公共治理视野中的公立医院财务治理，在治理模式上是国家、公立医院、社会主体的协同治理体制；在财权结构上，出资人财权和经营者财权分离；公立医院的社会责任能够促进公立医院治理体系中一个持续发展的社会关系结构即社会资本的构建。基于协同治理视角的公立医院利益相关者的财务治理架构是实现公立医院财务治理权利配置的方式之一。利益相关者参与治理有利于实现公立医院内外部的平衡，公立医院财务治理中通过引入利益相关者，可以实现信息的有效沟通，降低公立医院财务治理中的信息不对称，改善由信息的不对称性和激励机制的不完备性等原因导致的"内部人控制"等弊端。更重要的是，利益相关者参与治理有助于确保公立医院公益性目标的实现。当前部分公立医院背离公益性质，片面追求经济利益，而利益相关者参与到公立医院的财务治理中，有助于实现公立医院社会效益和经济效益的协调。因此，利益相关者通过各种途径全面参与的协同治理，将成为公立医院财务治理的重心。

那么，在协同治理下的公立医院财务治理应当如何分配公共权利呢？在现代市场经济中，公立医院是一个通过一系列契约联结起来的经济组织，其运行目标函数不应仅局限于政府的利益参数，而应该是全体签约人共同剩余的最大化。公立医院的财务治理主体可以划分为以下两种。①政府组织：包括政府的各个职能部门。②非政府组织：包括公立医院自身和利益相关者。公立医院财务治理是基于财务资本结构等制度安排，对医院财权进行合理配置，在强调利益相关者共同治理的前提下，形成有效的财务激励约束等机制。财务治理从本质来讲就是要解决利益相关者财权配置的效率问题。因此，公立医院的财务治理在本质上即政府与非政府主体共同治理，其必然寻求两者在相互依存的环境中分享公共权利，实现公立医院财务治理。

3. 启示之三：治理行为的责任性与治理绩效评价

前面分析了公立医院改革的两条出路，即回归到预算制或进一步推进自主化改革。虽然实施自主化改革的路径更为可取，但同时必须考虑如下两个问题：①下放权利的同时如何明确政府与公立医院之间的权利配置。②是否有可能及如何建立行之有效的内部与外部治理机制，使管理者在受托责任的背景下积极地去实现政府的既定目标。而这两个问题的关键是政府能够创制出有效的问责机制，在放权的同时也能够实现对权利的有效控制。

从绩效角度来考虑，公共治理理念强调绩效，即组织预期目标达到的程度及由此产生的成效。公共治理的核心是公共责任，而公立医院财务治理的目标与公共责任具有内在一致性。在市场经济条件下，公立医院为适应发展需要，通过制度创新逐步建立起了"统一领导、分级管理"的财务管理体制。然而由于缺乏有效的行为约束和激励机制，经常出现财务管理人员重视财务管理权和决策权而不重视财务绩效的现象，一旦决策和管理出现失误，就会无人承担相应责任，即财务管理人员的权利与责任不匹配。究其原因，在于缺乏完善的经济责任制度，致使财务绩效低下，甚至造成国有资产的流失。因此，必须强调财务管理者的财务责任，这是对治理主体的内在约束，也是公立医院治理改革和财务治理的内在要求。

公立医院的财务治理绩效最关键的要素是责任性，责任管理的归宿在于代理人对绩效负责，受托责任的归宿在于绩效管理和评价。公共治理视野中的公立医院财务治理责任，更注重的是公共责任。公立医院的财务治理绩效也是从这一视角出发，旨在对公立医院的财务活动进行规范和约束。作为新公共治理得以实施的先进管理机制和战略工具，绩效评价同时是公立医院财务治理的重要工具。

将公共治理概念引入公共医疗体系，目的在于解决我国公共医疗体系改革中市场化抑或政府化引发的危机。公立医院治理是指在众多不同利益相关者共同发挥作用的公立医院体系中建立一致认同，以便实现公共医疗体系的社会目标。因此，公立医院治理是政府与市场、政府与公立医院、公立医院与社会之间在公共医疗体系发展过程中的一种良性互动。公立医院的公共治理因其提倡的多元、分权、参与、协调、责任与绩效等理念，对于在公共医疗领域中促进公共利益的最大化提供了新的视角。当然，公共治理理论尚处于发展阶段，在一些内涵和理念上尚存争论，将其运用于公立医院治理改革及财务治理的研究中还存在一定的局限性，还有待进一步探索。

第4章 我国公立医院财务治理实证分析

本章对我国公立医院治理改革的国际形势和国内背景、公立医院治理改革与财务治理的关系进行相应的分析，基于全国性的数据收集和分析对目前我国公立医院财务治理现状和绩效进行一般性考察。一方面，在分析公立医院非财务数据的基础上，识别和筛选公立医院财务治理的风险性，从医院床位数、大型医疗设备的购置情况、基本建设投资情况等角度对公立医院财务治理的风险性进行考察；另一方面，选取资产绩效、盈利能力、偿债能力、营运能力和发展能力五个方面对公立医院财务治理绩效进行评价。

4.1 公立医院治理改革的基本思路

本书中探讨的公立医院改革主要涉及的是医院组织改革层次，又可称为医院治理改革。医院治理改革的实质在于如何处理权利在政府（所有者）与医院（经营管理者）之间的划分。同时，本书认为公立医院财务治理改革应当配合公立医院整体改革研究框架进行，只改革财务治理结构在实践中是没有可持续性的。因此，本书对公立医院治理改革的国际形势和国内背景进行以下分析。

4.1.1 公立医院治理改革的国际视角

伴随 20 世纪 80 年代新公共管理改革的兴起，许多国家进行了公立医院改革，试图使公立医院从原来完全依附于政府的预算组织，转变为政府继续保留所有权但是公立医院具有一定自主权的组织，以提高公立医院的绩效，并履行其公共责任。世界银行的研究人员在《卫生服务提供体系创新：公立医院法人化》一书中通过分析内在机制归纳了全球公立医院治理改革的模式，认为公立医院以市场化为基本特征的组织改革方式有三种——自主化、法人化和民营化，并从决策权、剩余索取权、市场进入程度、可问责性和公立医院承担的社会功能五个维度对三种改革方式进行了描述和界定[70]。

（1）自主化（autonomization）。公立医院依然是公共部门的一部分，政府对公立医院不同程度地下放经营权，日常决策控制从政府官员手中下放给医院管理者，医院拥有剩余索取权；医院管理者仍然对上级负责，政府通过目标和绩效来控制医院与预算方式相比，根本变化体现在医院收入的产生方式上，即从直接来自政府预算变为来自患者；同时，医院至少获得了保留部分利润的权利，而不是完全由上级政府来支配；政府对医院的监管主要通过设定明确的经济目标和财务绩效目标来实现，政府与医院管理层通过合同的方式来规定医院需要达到的绩效目标，并规定医院需要履行的社会责任。在自主组织方式下，也可以模仿私人企业的治理方式，成立一个董事会来执行监管控制。

（2）法人化（corporatization）。公立医院独立于公共部门，成为一个独立法人实体，并且建立法人治理结构，在此模式中，政府只是通过参与董事会运作的方式来影响医院的战略性决策。与自主组织相比，医院享有更充分的管理自主权，医院成为一个独立的公司法人，这主要体现为硬预算约束，即医院对自己的财务绩效负有完全责任。在法人化的公立医院中，管理者拥有完全的控制权。同自主化模式相比，法人化医院是一个真正意义上的剩余索取者，它可以获取全部剩余，但也必须承担任何损失。在硬预算约束下，法人化医院必须面对市场的压力，与同类医院以及私立医院展开竞争。医院管理者的充分自主权受到市场压力的约束，市场压力成为一种重要的激励条件，市场激励包括硬预算约束，以及对于利润的更大支配权。与自主组织相比，法人化的医院对于利润具有更为完整的控制权，不仅可以享有盈余，还要承担亏损的后果，所有者的控制通过董事会监管实现，医院（董事会）与政府监管机构之间通过合同的方式来实现对所有者的责任，合同包含财务绩效的指标，如利润或资产收益率。公立医院的公司制在马来西亚、新西兰、新加坡等国家流行，且取得了可喜的成效。新加坡是公立医院法人制度改革最成功的国家之一，公司制改革后的公立医院完全像私人医院一样，可以开发各种医疗服务，医疗服务的价格完全由医院自己确定，政府为了实现医疗的相对公平，采取了为穷人进行卫生保健开支、为公立医院的病床提供专项资金补贴等一些政策措施。

（3）民营化或私有化（privatization）。在此模式中，政府将已有的公立医院的部分存量或者新增服务，以契约化、租赁或者出售的方式，转给民办机构来运营。政府解除对医院的直接控制，从其法人治理结构中撤出[71]。三种模式的改革各有其优缺点，改革模式的采纳也取决于很多因素，如制度环境、医疗服务市场的结构等。但无论采取何种模式，最为实质性的是改变医院与政府的关系。无论是自主化、法人化还是民营化，改革后的医院，无论原来的隶属关系如何，无论新的组织形式如何，都应该变成独立的法人实体，而不是政府部门的下属单位。

世界银行提出了五个维度，即通过决策权、剩余索取权、市场进入程度、可问责性及公立医院承担的社会功能五个方面衡量改革的政策是否内在一致。前三个维度说的是效率、质量的目标，后两个维度说的是非市场的目标，强调在给医院放权的同时，给予公立医院相应的约束机制，以保证公立医院的社会功能或公益性。

（1）决策权。决策权包括投入、人事管理、业务范围、财务管理、临床管理、生产流程、组织战略管理，政府通过放权来影响公立医院的行为和公立医院的管理。其中，人事和财务决策权是核心。

（2）剩余索取权。剩余索取权指公立医院管理层对医院收支结余支配权的大小，或者留在医院，或者政府通过收支两条线收上去。下放部分剩余索取权是指政府要给院长及公立医院员工的物质激励。

（3）市场进入程度。政府就是通过下放决策权和剩余索取权，迫使医院管理者主动关注财务状况和面向市场。现在有越来越多的医院管理者在关注医院的财务，这些改革强调通过服务获取收入的重要性。当然在发达国家获取收入实际上是通过社会医疗保险部门的支付实现的，让医院在市场条件下取得收入而不单纯依赖预算拨款。这样促使医院更努力地提供对患者的服务及费用支付者希望得到的服务，这是依靠市场激励或者类似市场的激励。因为医疗服务收入是通过社保支付实现的，这样让医院在市场条件下取得收入，而不是单纯从政府、从供方投入。但是公立医院的基本建设和大型设备都是由政府投入的，而不是由医院创收决定的。

（4）可问责性。在预算体制下，政府主管部门对医院进行直接的行政问责。公立医院组织变革向自主化、法人化及民营化过渡，这种科层行政问责的机制转变成了合同、规章和董事会问责机制。政府及监管部门更多地通过购买合同的服务管理和过程监测进行问责。

（5）公立医院承担的社会功能。对医院在预算制下承担的社会功能要进行清晰的界定，并且进行政策补偿。越给医院放权，越要界定清楚医院的社会功能，就是我们所说的公益性的责任。公立医院承担的社会功能要有对应明确的补助政策，保证医院在放权的情况下还愿意提供这些社会功能[72]。

以上五项改革政策要内在一致，相互匹配。我们用世界银行的框架来看，在不同治理模式下政府与公立医院之间权责不同，自主化、法人化和民营化三种治理模式依次沿着政府放权程度不断加大、市场参与程度逐步提高的趋势发展变化（图 4-1）。具体可从五个方面来比较。一是决策权的分配。公立医院决策权越来越多地由政府转移到董事会或管理委员会等专门的决策组织和机构。二是问责方式。由政府直接控制转向通过协议或合同制约。三是筹资渠道。由主要依靠政府直接财政补偿转变为主要在市场中通过医疗服务获取收入。四是剩余索取权的分配。使医院收支结余由原来的只能上交国家，变成可以用于自身扩大再生产。五是社会职责。由在政府指导下公立医院的自身职责，转变为通过专项拨款购买服务。

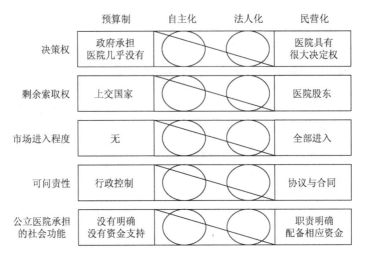

图 4-1　不同治理机制改革类型权责分配比较[73]

4.1.2　公立医院治理改革的中国思考

中国的改革，从一个角度来看是一个市场化的过程；从另一个角度来看又是政府在经济领域逐渐退出的过程，是政府职能重新界定的过程。政府与市场之间关系的重新界定既是经济学的核心课题，又是卫生体制改革的关键课题。在经济改革背景下，中国公立医院的改革也不外乎上述三种模式。本书参考国内卫生经济学者的研究思路，采用世界银行的分析框架，即从决策权、剩余索取权、市场进入程度、可问责性及公立医院承担的社会功能五个方面衡量改革所处的区间及其政策是否内在一致。我国的公立医院目前基本上处于自主化组织与法人化之间的状态，如图 4-2 所示。

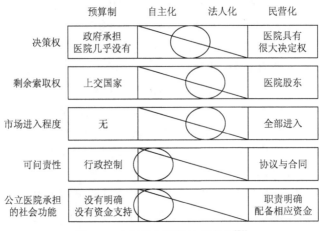

图 4-2　中国公立医院治理现状[73]

在决策权上，公立医院的投入、人事管理、业务范围、财务管理、临床管理、生产流程、组织战略管理等方面自主性非常大。我国公立医院在经济上享有相当大的自主权，主要靠自己创收而不是政府预算来维持生存和发展；另外，在人事权和其他一些重大管理权上，又受到政府的很多约束和限制，无法真正发挥自主管理的作用[74]。因此，同企业单位类似，大多数公立医院拥有了相当程度的财务自主权，如对外投融资、基本建设和大型设备购置权。

在剩余索取权方面，公立医院拥有定价、人事、基本建设、采购权、剩余分配权等，均具有经济主体的产权属性特征。由于政府在公立医院运行中基建项目、购买大型设备缺乏严格的把关和监督，医院管理层和职工已经获得了部分剩余索取权。卫生基建投资逐年增长，加之公立医院经过多年的技术沉淀，其强大信息优势使其总能规避和突破各种管制。另外，院方必然有较多机会接触决策者，能以各种名目获得政府投资，"高级医院由于其行政级别高，也在行政体制内更具有影响力"[75]。

在市场进入程度上，目前中国公立医院的经费来源包括政府财政补助、医院医疗服务收费和药品销售收入，政府财政补助占所有医疗机构总收入的 10% 左右。同时政府在不增加甚至减少财政收入的前提下，允许公立医院通过医疗服务的提供来获取服务受益者的费用，这一行为特征被学界描述为医疗服务市场化。

本书第 3 章已阐述，随着公立医院获得更大的自主权，政府通过直接的行政管理机制使公立医院对其绩效负责的能力下降，因此，需要新的非直接的控制机制，以保证公立医院的社会功能或公益性。可以看出，中国公立医院治理在决策权、剩余索取权和市场进入程度上已经倾向于法人化路径。因此，我国公立医院治理现状是一种责、权、利不相对称的软约束关系，我国公立医院未来改革的方向必然是使治理改革的五个方面保持内在一致性。

当然，我国的医疗卫生体制改革是伴随着经济和社会体制改革而逐步形成的，本身具有渐进性的特点。一方面，医疗卫生体制的发展过程和我国整体的经济社会转型有着内在的逻辑关系，一开始就不可避免地存在中国改革的路径依赖制约，社会经济体制改革决定了医疗卫生体制改革的制度空间；另一方面，这个渐进性过程最大的特点是逐渐扩大下级经济主体的权利，即不完全打破旧体制下进行边际推进和分步实施。因此，公立医院的治理改革在与经济社会体制和医药卫生体制改革路径保持一致的前提下进行。

在我国，公立医院是基本医疗服务提供的主体。随着我国市场经济体制的不断完善和医疗卫生体制的逐步转型，医疗卫生工作的内外环境发生了重大变化，各种结构性、机制性的矛盾日益凸显，其中财务治理结构不规范与机制缺失是阻碍公立医院成为高效、法治、责任的公共服务体系的重要方面。公立医院的法人治理改革成为公立医院自下而上的制度变迁路径之一，也成为地方性改革上升到政策层面的主体选择路径。对于上述公立医院存在的诸多问题，法人治理改革从理论上而言是有效路径，原因如下。

一方面，医院治理结构涉及公立医院所有者（政府）与组织（医院）之间的关系。法人治理结构和机制本身集合了公立医院治理改革多个要素：其一，多大程度下放医院自主权，即医院拥有多大的决策权限；其二，建立什么样的激励机制，包括剩余索取权的分配；其三，医院的管理者向谁负责，采取什么问责方式。其中，我国公立医院法人变革的关键环节是科学界定所有者和管理者职权。法人路径未来面临着政府与公立医院两者权责的结构性调整：既要落实院长负责制，进一步扩大医院经营管理自主权，又要把应该或适合由政府行使的权利划归政府有关部门承担。

另一方面，从实践角度，一些地方在公立医院的组织结构与治理上进行了一系列积极的探索：2000 年 3 月宿迁市公开拍卖卫生院，拉开了医院产权改革的序幕，实现了政府资本的退出；2001 年无锡市政府提出了托管制的构想，进一步扩大了公立医院自主权；2002 年上海市推进投融资体制改革，组建了卫生国有资产经营和投资机构，承担政府办医中的非营利性固定资产投资职能和管理公立医疗机构职能，实现管办分离；北京市海淀区设立了类似于国有资产管理委员会的政府特设机构，代表政府管理公立医疗机构等。某种意义上，各地自发的民间试点，如无锡模式、申康模式、潍坊模式、南京模式、海城模式、松江模式，因涉及面较广，运作相对成型。公立医院改革思路中的"政事分开""管办分开""营利性和非营利性医疗机构"等概念的提出，以及建立公立医院出资人和法人治理结构等相关制度的设计触及了医疗机构深层次的体制性改革。这些自下而上的地方自发试验，尽管突破之中尚有局限，却提供了中国公立医院改革的诸多可能性。公立医院的法人治理改革，已经从地方改革的尝试上升到了国家的政策高度。

因此，就未来中国公立医院治理改革的重点是如何协调上述五个方面的内在一致性问题，本书认为财务治理改革既是公立医院治理改革的关键内涵，也是协调其政策一致性的切入点。公立医院财务治理的规范化对于公立医院改革而言可以起到引擎发动的作用（图 4-3）。首先，决策权中财权如何配置的问题是公立医院权责配置的核心内容，即首先要明确公立医院应该拥有多大程度的财权自主权限（如其投融资决策权是否应该收回、收益分配权是否应该下放等问题），同时其财权的自主权限又应该是与其市场进入程度相匹配的。其次，剩余索取权及剩余控制权即指对公立医院收支结余的索取权和控制权，它们是财权配置的核心问题，与决策权中的财权配置结构本质上应该是一致的。最后，市场进入程度的实质是公立医院依靠财政补偿还是服务补偿的问题。市场进入程度既是卫生筹资领域政府与市场权利义务边界的问题，也是财权配置问题的制度条件。因此，从这个意义上讲，公立医院财务治理的规范化改革将会撬动公立医院治理结构的重置。而本书是关于公立医院财务治理问题的研究，就是要探析公立医院财权如何配置以及剩余索取权如何配置等一系列问题。例如，在决策权下放的情境下，公立医院的财权配置应该如何规范？如何通过财权边界的明确去调整和规范公立医院的行为。又如，在下放部分财权的同时，如何通过与之相匹配的财务问责及评价机制去约束公立医院的行为，从而促使公立医院的问责机制由行政控制向合同、规章和董事会问责转化。

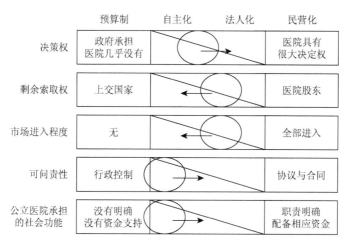

图 4-3　财务治理对公立医院治理改革的作用

2012 年 8 月 1 日卫生部发布了《加强公立医院廉洁风险防控指导意见（征求意见稿）》，其中对公立医院的决策权、采购权等多项医院管理权进行了明确规定，在开展医院管理廉洁风险防控、促进医院管理干部规范用权方面，《加强公立医院廉洁风险防控指导意见（征求意见稿）》提出，基建权要实行工程造价跟踪审计，重点防范招投标和资金管理使用中的廉洁风险；采购权要重点加强药品、设备、试剂、耗材等物资采购的监管，加强对公开招标、邀请招标、询价采购和单一来源采购的管理；人事权要强化对干部任用、人员招聘、职称评审、编制管理、转岗和执业资格管理的监控；财务权要强化对资金集中统一管理、执行财务内控制度和基建项目、大额购置、专项资金等重点支出的监控。可以看出，公立医院治理改革未来的基本趋势是包括财权在内的权利配置的进一步明确，且该趋势已经得到了实践者认可。

4.2　我国公立医院财务治理的内外部环境

公立医院所面临的宏观环境包括国家政治、经济市场、社会文化等环境。宏观环境的变化对医院来说，是难以准确预见和无法改变的，这些因素存在于医院之外，但能够对医院财务管理和资金运作产生重大影响。公立医院应在基本掌握与其相关的财务管理宏观环境的基础上，逐步建立监控和应变系统，适时调整财务管理政策和管理方法，形成成熟的反应机制，提高医院对宏观管理环境变化的适应能力和应变能力，以期降低环境变化给医院带来的财务风险。本书中主要对公立医院财务治理面临的经济环境、体制环境及法律与制度环境进行分析。

4.2.1　经济环境

公立医院经济运行既是一个投入产出的经济系统，又是一个由管理、技术、市场、信息等结合在一起的复杂管理系统，其运行环境则是一个复杂的社会经济系统。首先，医院作为知识密集型的集约化生产群体，是一种必须提高经济效益和效率的经济实体。医院本身服务过程中体现了生产性和经营性的特征，它是运用医学科学技术进行医疗卫生保健服务的生产单位，所提供的服务是一种无形的劳动产品。医院是具有经济性质的经营单位，在为社会提供医疗服务的过程中，根据所消耗的物质资料和劳动力价值，而得到相应的经济补偿。其次，公立医院处在社会主义市场经济环境中，其上游医疗器械、药品生产流通，下游医疗保险机构，都是按照市场经济的基本规律与医院进行合理的交易，因此，公立医院改革一定要尊重市场经济的基本规律[76]。随着我国市场经济体制的不断完善和医药卫生体制改革的逐步深入，医疗卫生工作的内外环境发生了重大变化，公立医院要在竞争中求发展，必须兼顾公平和效率，必须注重其所承担的社会责任和经营管理方式，创建新的公立医院治理和财务治理理念。

4.2.2　体制环境

公立医院改革实质是改变政府和医院的关系。公立医院需要加以解决的诸多治理问题中最核心的问题是政府各职能部门对公立医院的责任并不明确。即使在《中共中央　国务院关于卫生改革与发展的决定》（中发〔1997〕3 号）中规定得比较详细的政府对公立医院的筹资责任，也没有结合财政体制明确各级政府之间的事权和财权。公立医院的所有者权利依然分散在政府的各个职能部门和党的有关部门，这极大地增加了政策制定和执行过程中的协调成本以及政府的管理成本。

医疗卫生的监督管理职能分散在卫生（医疗服务规划、职业准入与内部质量监管）、财政（预算管理、财政补助、财务监管）、发展改革（基础设施建设、大型设备购买和价格监管）、物价（医疗服务定价）、组织（管理层选拔任命）、人事（人事分配制度）和药监等部门。我国公立医院管理体制中，各级政府部门权限划分不清晰，部门之间管制权力分散。

2009 年 3 月 18 日出台的《医药卫生体制改革近期重点实施方案(2009—2011 年)》中明确了"公立医院要坚持维护公益性和社会效益原则，以病人为中心。鼓励各地积极探索政事分开、管办分开的有效形式。界定公立医院所有者和管理者的责权。完善医院法人治理结构"的改革目标。2010 年 2 月 23 日，五部委联合发布的《关于公立医院改革试点的指导意见》中指出公立医院改革试点的重要任务为"改革公立医院管理体制；建立协调、统一、高效的公立医院管理体制，探索建立医院法人治理结构；健全公立医院监管机制。完善公立医院绩效考核制度，加强医疗安全质量和经济运行监管"。改革的关键任务之一是实现"政事分开、管办分开"。实现"政事分开、管办分开"，即政府部门与公共服务事业法人的政事分开；政府监管者职能与服务者职能分开；公共服务的购买者与提供者分开。政府以出资人的身份与医院建立规范的产权关系。明确出资人与监管者的关系，将医院从原行政主管部门剥离出来，使行政主管部门专注于监管职能，推动政府职能转变。关键任务之二是建立公立医院法人治理结构，实现出资人所有权和法人财产权、经营管理权的分离。《关于公立医院改革试点的指导意见》把握了公立医院治理改革中关键性的体制问题，如果把公立医院产权关系看作医院管理体制中的"国体"，那么法人治理结构则是医院管理体制中的"政体"。

4.2.3　法律与制度环境

本书对公立医院财务管理的相关法律法规进行考察。公立医院财务活动除了遵循国家基本经济法律法规，最为基础的制度规范是《医院财务制度》与《医院会计制度》。始于 1999 年 1 月 1 日实施的旧《医院财务制度》，起初不仅在规范医院财务行为方面发挥了重要作用，而且历史性地促进了医院经济管理水平的提高。但是，随着社会的进步和医疗事业的发展，特别是新医改的不断深入，旧《医院财务制度》本身存在的不足、局限性逐渐显露出来，已经不能满足医院发展的需要了。2010 年出台的《医院财务制度》，针对旧制度在医院财务管理方面所存在的问题，进行了补充、完善、充实、强化，既注重于医院内部财务管理体制机制的建设和完善，又注重于医院财务管理信息决策效用的提高。

旧《医院会计制度》是根据《事业单位会计准则》的要求编制的，但随着我国市场经济和医疗卫生事业的发展，目前公立医院财务制度和会计制度存在大量技术问题，我国旧《医院财务制度》和旧《医院会计制度》由于其设计方面存在的缺陷，财务会计信息全面性、真实性及清晰性差的问题日益显现，为实现良好的公立医院财务治理设置了技术障碍。本书对旧《医院财务制度》和旧《医院会计制度》存在的问题归纳如下。

1. 关于资产核算的缺陷性

旧《医院会计制度》下，医院资产总值在实质上无法实现准确计量。明确负债规模的关键前提在于要对组织（机构）的资产情况了如指掌，对医院经营者来说，即在进行负债决策时，首先要摸清"家底"。具体体现如下。

首先，固定资产核算不计提折旧，导致会计账面资产价值高于其真实价值，账务处理造成资产、负债、净资产不真实。①虚增固定资产总量。医院固定资产不计提折旧，医院资产负债表上固定资产项目的金额只反映原值，未能反映固定资产使用过程中的实际损耗，造成固定资产账面价值与实际价值的严重背离，无法体现固定资产的使用状况和新旧程度，不利于报表使用者了解固定资产的真实状况。②虚增净资产。按照规定，医院通过对固定资产提取修购基金的方式使固定资产的资本金额作为净资产的一种形式逐渐沉淀于医院之中，而同时保持固定基金的金额不变，这样就使得同一笔固定资产对应的资本额同时在净资产项目中做了两次重复反映，并且随着时间的推移，该重复额越来越大。③不利于固定资产的更新。在没有明确划分比例的前提下，规定修购基金也可用于固定资产的大型修缮，无形之中会侵蚀固定资产的更新改造基金。④不利于日常管理。由于固定资产不计提折旧，其原值与实际净值的差异与使用时间成正比，所以一旦发生报废、毁损、盘亏等情况，医院将无法知晓该资产的实际损失情况，不利于对固定资产的日常管理。

根据《全国卫生财务年报资料》，公立医院 2008 年和 2010 年度的数据显示：公立医院净资产持续增长，而公立医院的收支结余均为负值（表 4-1）。医院的净资产是医院资产减去负债后的余额，包括事业基金、固定基金、专用基金、财政专项补助结余和待分配结余。在医院产生亏损的情况下，净资产不减反增，根据资产负债表与收入支出总表的关系，按照业内常规理解，医院亏损净资产应该减少，在没有其他因素影响的情况下，医院当年亏损数应该是净资产减少数。究其原因，与我国目前公立医院所采取的会计科目有一定关系。医院计提修购基金，没有减少固定资产原值或增加折旧价值，而是增加净资产，可能导致医院在亏损情况下净资产不减反增问题。也就是说，用现行的医院固定资产修购基金制度替代了会计核算体系下通行的折旧制度。由于未施行折旧计提，医院已损耗的固定资产价值并未在账面上相应减少，从而导致固定资产账面价值虚增，并进一步影响各方正确评估医院的真实承债能力。同时，现行的固定资产修购费提取方法未对已超过规定使用年限的固定资产是否可以继续提取修购费用做出规定，导致很多医院对超年限固定资产继续计提修购，使医院账面运行成本虚增，结余状况失实萎缩，从而放大了医疗机构的负债需求。

表 4-1　我国卫生部门主管医疗机构财务治理评价分析

一级指标	二级指标	2008 年	2010 年	变化幅度
营运能力	资产收益率/%	−2.97	−2.68	0.29
	净资产收益率/%	−4.49	−4.22	0.27
	业务收支结余率/%	−4.49	−3.95	0.54
发展能力	总资产增长率/%	—	—	—
	净资产增长率/%	14.17	16.76	2.59
	固定资产增长率/%	11.30	14.19	2.89

资料来源：2008 年、2010 年《全国卫生财务年报资料》（内部资料）。

综合上述问题，旧的医院会计核算体系在财务信息提供方面，容易导致医院经营管理者做出过度负债的决策判断，因此改进现有体系中的弊端及不完善之处，计提折旧，有利于核算医院资产真实价值，并进一步实现医院价值评估，以便各方科学地确定医院的适宜负债规模。

其次，大多医院未进行无形资产估价，无形资产如何科学计量核算尚待研究。同时现行收入支出总表的单步式设计，使支出和费用项目区分不明确，故医院经营收支结余也不能被准确反映。旧的医院会计核算原则和方法直接造成了医院实际价值评估的困难，进而限制了对其适宜负债规模探讨的诸多方法选择。另外，目前医院采用的会计核算基础是收付实现制。就公立医院而言，既要考虑财政资金的使用，又要兼顾社会资金的营利性，单纯的用某一单一的会计核算体制难以满足其财务要求，使医院财务状况失去了真实性。

2. 现金流量表的缺失

随着医院投融资等活动日益频繁，医院编制现金流量表的必要性日益凸显：一方面，现金流量情况是一个组织进行经营决策不可或缺的重要信息，无论是投融资，还是评估现金回笼情况和医院偿债能力，都必须以医院实际发生的现金流为基础；另一方面，国际上政府及医院等诸多非营利组织编制现金流量表早已成为惯例。因此，完善医院财务会计报告、增加现金流量表，不仅可以提高财务会计报告的完整性，更有利于对医院负债及偿债能力进行科学分析和评估。

我国公立医院属于事业单位，财务管理的原则和任务由财政部门及国家卫生和计划生育委员会（原卫生部）共同出台制定。面对公立医院财务制度存在的诸多问题，2010 年 12 月 28 日财政部、卫生部联合发布了新《医院财务制度》，为本书提供了重要的文献资料和分析素材，同时也是公立医院财务治理的会计环境因素的重大改革。

本书总结新《医院财务制度》与本书相关的主要改革如下。

（1）财务目标与主要任务发生转向：要求兼顾社会效益和经济效益。旧《医院财务制度》以社会效益为主，强调经济效益服从于社会效益；而新《医院财务制度》以提高资金使用效益为中心，强调正确处理社会效益和经济效益的关系。即财务目标由社会效益第一、经济效益第二转向了社会效益与经济效益并重。明确了"核定收支、定项（定额）补助、超收不补、结余留用"的财务核算制度。《医院财务制度（征求意见稿）》的预算管理办法是依据《中共中央 国务院关于深化医药卫生体制改革的意见》提出的"核定任务、核定收支、定项补助、超收不补、结余上缴"管理办法确定的。所以在新《医院财务制度》收支结余管理中规定，医院收支结余率不超过 5%，超结余率超收部分上缴财政专户，其设计者设计这一条的目的是抑制医院盲目追求收入。财务管理的主要任务有新增，将实行成本核算、强化成本控制、实施绩效考评等新增到财务管理的主要任务之中。

（2）具体财务管理、资产管理的主要变化：废止提取修购基金，改为计提固定资产折旧，反映固定资产因磨损而损耗的价值以及固定资产净值。

（3）对外投资管理的主要变化：新《医院财务制度》不再视医院为对外投资的完全权利主体，严控对外投资的资金来源，限定对外投资的范围为医疗服务相关领域。明确规定医院不得使用财政拨款、财政拨款结余对外投资，不得从事股票、期货、基金、企业债券等投资。删减对外投资的决策过程条文，提出医院应当遵循投资回报、风险管理和跟踪管理等原则，确保国有资产的保值增值。

（4）负债管理的主要变化：新《医院财务制度》取消长期负债概念，改称非流动负债。明确医院无非流动负债决定权，实质上不再允许医院负债扩张和资本运作。明确非流动负债原则上由政府负责偿还。

（5）财务报告与分析的主要变化：新《医院财务制度》调整了财务报告体系的构成内容，将基金变动表换成了净资产变动表，改造了收支明细表，新增了现金流量表及有关附表、会计报表附注。财务情况说明书增加了预算执行情况、成本控制情况等主要说明内容。调整充实财务分析指标，既着力于增强财务分析指标的系统性，又着力于提高财务分析指标的有效性。明确医院应当按期向财政部门报送财务报告。明确医院年度财务报告应按规定经过注册会计师审计。

同时，新《医院财务制度》出台，整体上对公立医院财务管理的制度约束更为明显，尤其是对公立医院的内部控制做出了明确的规定。预算控制、收入与支出控制、成本控制、固定资产控制、负债控制和对外投资控制都得以强调。财务监督的主要内容包括预算管理监督、收入和支出管理监督、资产管理监督、负债管理监督等。强调公立医院要建立健全内部监督制度和经济责任制，医院财务要接受财政、审计和主办单位的监督，也就是医院为保证其业务活动的正常进行，以及资产的安全与完整，防止、发现和纠正错误与舞弊的控制活动，以保证医院财务会计资料的真实性、合法性和完整性而制定政策、措施及程序。在新《医院财务制度》中，内部控制体现于会计控制、财务监督等方面。

4.3　我国公立医院改革与公立医院财务治理的关系分析

　　财务治理在我国公立医院改革的整体框架中与其他改革的关系如何呢？在公立医院试点改革的九项政策中，公立医院改革试点必须坚持公立医院的公益性质和主导地位，完整准确地把握试点的政策框架，以促进公立医院切实履行公共服务职能，为群众提供安全、有效、方便、价廉的医疗卫生服务为目标，推进完善服务体系、创新体制机制、加强内部管理等三大领域的九项改革试点主要任务[77]。一是改革公立医院服务体系；二是改革公立医院管理体制；三是改革公立医院法人治理机制；四是改革公立医院内部运行机制；五是改革公立医院补偿机制；六是加强公立医院内部管理；七是改革公立医院监管机制；八是建立住院医师规范化培训制度；九是加快推进多元化办医格局。除了多元化办医及住院医师规范化培训与财务治理无直接相关性，其他七项任务均涉及财务治理。其中，公立医院服务体系的改革研究政府如何构建有序的医疗服务体系，包括公立医院医疗服务组织与系统架构及公立医院功能定位和业务划分，属于卫生规划与资源配置的范畴；公立医院管理体制的核心在于政府与医院之间的权责关系问题，而其中财权如何在政府与医院之间配置是关键；公立医院法人治理是科学合理界定所有者和管理者职权的一种治理形式，与财务治理关系密切；公立医院内部运行机制和内部管理的改革则包含了经济运行和财务管理制度；公立医院补偿机制属于医院财务治理的间接相关领域；公立医院的监管机制涵盖了经济运行监管，与公立医院财务治理的外部治理交叉。因此，本书中探讨的公立医院财务治理改革与目前医药卫生体制改革中有关公立医院改革的诸多举措之间存在从属或者补充关系，与国家公立医院改革的基本方向一致。

　　公立医院的医疗服务提供过程均与财务相关，但是财务治理改革不能解决公立医院目前存在的所有问题，财务治理绩效评价单一手段也不能使公立医院成为政府和老百姓价值体系中的理想医院。本书将在第 6 章对公立医院财务治理的相关领域的范围进行界定，以把握公立医院宏观及微观管理活动与财务治理改革的关联性。

4.4　我国公立医院财务治理的实证考察：基于非财务数据

财务信息是指以货币形式的数据资料为主，结合其他资料，用来表明公立医院资金运动的状况及其特征的经济信息。相对于财务信息而言，非财务信息是指以非财务资料形式出现的与医院的生产经营活动有着直接或间接联系的各种信息资料。一般而言，不在财务报表上反映的信息内容大都可以认定为非财务信息，它客观存在于经济系统的信息传递过程中。基于目前公立医院财务制度和会计制度的自身缺陷性与不足，认为财务数据不能全面反映公立医院财务治理的绩效，因此，本章大量使用非财务数据考察公立医院的财务治理现状和绩效。下面重点对公立医院的规模扩张问题进行实证分析。

目前存在于公立医院财务治理上的重大问题就是医院规模的扩张。当然公立医院规模扩张不是单方面的原因所导致的。其中，财务治理问题是致使基于财权配置的不均衡，使其能够突破区域卫生规划，导致医院规模无序扩张的重要因素之一。近年来我国公立医院的病床数量增幅较大，医院资产规模发展较快。一旦医院规模缺乏整体长远发展规划，其负债结构和规模与自身发展状况不相符，医院负债过重，偿债能力堪忧，所形成的财务风险会不断加大。基于此，本书重点对公立医院财务治理的风险性进行考察。

4.4.1　公立医院财务治理的风险性实证考察：从公立医院床位角度

1. 国际横向比较分析

从表4-2可以看出，世界卫生组织估算2000～2009年我国每万人口医院床位数为30张，在184个有统计数据的国家和地区中排名列78位，处于中等水平，与美国、乌拉圭等基本相当。我国每万人口医院床位数排名与2009年我国人均国民收入在世界范围内的排名（80位）也基本相当，医院规模的扩张保持着同经济发展的同步性，但同部分世界发达国家相比仍有不小的差距。

表4-2　2000～2009年部分国家每万人口医院床位数量及排序

国家	每万人口医院床位数/张	床位数排序	2009年人均国民收入排序
日本	139	1	18
俄罗斯	97	4	35
德国	83	7	12

国家	每万人口医院床位数/张	床位数排序	2009 年人均国民收入排序
奥地利	78	11	8
法国	72	17	15
新西兰	62	25	22
瑞士	55	34	4
波兰	52	40	34
荷兰	48	45	6
阿根廷	41	49	42
澳大利亚	39	53	7
英国	39	57	11
加拿大	34	65	10
新加坡	32	73	3
美国	31	76	5
中国	**30**	**78**	**80**
乌拉圭	29	82	50
越南	28	86	114
巴西	24	94	62
埃及	21	102	85
墨西哥	17	120	41
秘鲁	15	125	71
伊拉克	13	133	107
老挝	12	140	119
印度	9	152	109
孟加拉国	4	174	131
埃塞俄比亚	2	184	145

资料来源：《2011 中国卫生统计年鉴》。

　　然而经进一步研究发现，从医院平均床位数来看，我国医院的规模水平大大超出平均水平，甚至超过部分发达国家水平。

　　我国 2001 年全国综合医院平均每院床位数为 236 张，其中，省（自治区、直辖市）属医院平均每院床位数为 589 张，部属医院平均每院床位数为 748 张。这与同时期世界其他国家比较，床位规模相当，尤其是在省部属一级医院上规模是基本一致的（表 4-3）。但从 2000 年开始，我国综合医院平均床位迅速增长，2011 年床位数超过 800 张的综合医院数量达 727 家，占到综合医院总数的 5.07%。

表 4-3 部分国家医院平均床位数量

国家	年份	医院床位规模
法国	2000	公立医院平均床位 317 张
瑞典	2000	大区 500～1000 张；县医院 300～500 张；社区 50～70 张
美国	2000	平均 173 张，最多 1000 张
新加坡	2001	公立医院最大 3000 余张，最小 180 张
中国	2001	综合医院平均 236 张，部属医院平均 748 张，省（自治区、直辖市）属医院平均 589 张
中国	2010	800 张以上综合医院 609 家

资料来源：刘岩. 中国部属（管）综合医院床位规模研究[D]. 大连：大连医科大学，2004；
中国 2010 年数据来自《2011 中国卫生统计年鉴》。

2. 历史纵向比较分析

从医院床位的人均占有量来看，我国每千人口医院和卫生院床位数从 1950 年的 0.18 张增长到 2010 年的 3.27 张，人均医院床位数增长超过 17 倍。从分阶段来看，1990 年比 1980 年增长约 15%，2000 年比 1990 年增长约 2.6%，2010 年比 2000 年增长约 37.4%，在 2002 年后每千人口医院和卫生院床位数及每千农业人口乡镇卫生院床位数均呈稳步增长状态（表 4-4）。

表 4-4 中国每千人口床位数量

年份	每千人口医疗卫生机构床位数/张	每千人口医院和卫生院床位数/张	每千农业人口乡镇卫生院床位数/张
1950	—	0.18	—
1960	—	0.99	—
1970	—	1.34	—
1980	2.19	2.02	0.95
1985	2.33	2.14	0.86
1990	2.53	2.32	0.81
1995	2.55	2.39	0.81
1998	—	2.40	0.81
1999	—	2.39	0.80
2000	2.47	2.38	0.80

续表

年份	每千人口医疗 卫生机构床位数/张	每千人口医院和 卫生院床位数/张	每千农业人口乡镇 卫生院床位数/张
2001	—	2.39	0.81
2002	2.49	2.32	0.74
2003	2.49	2.34	0.76
2004	2.56	2.40	0.76
2005	2.63	2.45	0.78
2006	2.72	2.53	0.80
2007	2.83	2.63	0.85
2008	3.06	2.84	0.96
2009	3.31	3.06	1.05
2010	3.56	3.27	1.12
2011	3.84	3.52	1.16
2012	4.24	3.89	1.24

资料来源：2007~2013 年《中国卫生统计年鉴》。

　　《中国卫生统计年鉴》数据表明，在各级各类医疗机构中，尤以综合医院病床扩张最为迅猛：从床位规模总量来看，2006 年我国综合医院床位数达到 160 万张，比 1996 年增长 20%，而同期卫生院床位下降 3.70%；从 800 张床位及以上的综合医院数量来看，20 世纪 90 年代初我国还没有此类规模的综合医院，2000 年该类医院有 71 所，2010 年达到 609 所，10 年内平均增长率高达 23.98%，在此基础上 2011 年同样保持 19.4%的高速增长，其增长速度均远远高于同期其他规模的综合医院（表 4-5）。从医院个体规模来看，我国的四川大学华西医院床位已经发展到 4000 多张，成为世界上规模最大的单体医院，甚至有的县医院向卫生行政主管部门申请将床位扩建到 3000 张。

表 4-5　全国综合医院按床位数分组统计

年份	合计数	0~99 张	100~ 199 张	200~ 499 张	500~ 799 张	800 张及 以上	800 张及以上医 院数量环比/%	800 张及以上医院 平均年增长率/%
1990	9 760	5 442	2 163	1 872	283	0	—	
2000	10 781	5 505	2 667	2 042	496	71	—	
2001	10 727	5 471	2 626	2 054	499	77	8.45	
2002	12 716	7 361	2 432	2 206	557	160	107.79	23.39
2003	12 599	7 247	2 480	2 130	562	180	12.50	
2004	12 902	7 446	2 563	2 079	601	213	18.33	
2005	12 982	7 524	2 526	2 060	620	252	18.31	

续表

年份	合计数	0~99张	100~199张	200~499张	500~799张	800张及以上	800张及以上医院数量环比/%	800张及以上医院平均年增长率/%
2006	13 120	7 618	2 498	2 085	624	295	17.06	
2007	13 372	7 951	2 346	2 072	658	345	16.95	
2008	13 119	7 609	2 223	2 153	716	418	21.16	
2009	13 364	7 792	2 126	2 165	783	498	19.14	23.39
2010	13 681	7 981	2 086	2 203	802	609	22.29	
2011	14 328	8 480	2 022	2 250	849	727	19.38	
2012	15 021	8 939	2 056	2 211	931	884	21.60	

资料来源：董四平. 县级综合医院规模经济效率及其影响因素研究[D]. 武汉：华中科技大学，2010；2003~2012 年数据分别来自 2004~2013 年《中国卫生统计年鉴》。

前面考察了中国公立医院，尤其是综合医院的规模扩大趋势。下面进一步分析伴随着部分三级医院的规模越来越大，医疗设备及医疗技术人员等医疗卫生资源配置是否不合理，公立医院是否存在资源浪费、床位闲置的情况。

从我国每千人口卫生技术人员数的变化来看，从 1949 年的 0.93 人到 2012 年的 4.94 人，增幅 4 倍多，但仍远低于同期每千人口医院床位数的增长幅度（超过 20 倍）。从分阶段来看，在每千人口卫生技术人员数上，1990 年比 1980 年增长约 21%，2000 年比 1990 年增长约 5.2%，2010 年比 2000 年增长约 20.4%，在 2002 年后每千人口卫生技术人员数、执业医师数及注册护士数均呈稳步增长趋势，同医院规模的扩张保持同步，但在增幅上明显低于医院床位数的增长幅度，显示出伴随着医院规模的不断扩张，卫生技术人员配备的相对不足（表 4-6）。

表 4-6　每千人口卫生技术人员数　　　　　　　（单位：人）

年份	卫生技术人员	执业（助理）医师 合计	执业（助理）医师 执业医师	注册护士	年份	卫生技术人员	执业（助理）医师 合计	执业（助理）医师 执业医师	注册护士
1949	0.93	0.67	0.58	0.06	2001	3.63	1.69	1.32	1.03
1955	1.42	0.81	0.7	0.14	2002	3.41	1.47	1.17	1
1960	2.37	1.04	0.79	0.23	2003	3.48	1.54	1.22	1
1965	2.11	1.05	0.7	0.32	2004	3.53	1.57	1.25	1.03
1970	1.76	0.85	0.43	0.29	2005	3.57	1.6	1.27	1.06
1975	2.24	0.95	0.57	0.41	2006	3.66	1.63	1.3	1.1
1980	2.85	1.17	0.72	0.47	2007	3.76	1.62	1.31	1.19
1985	3.28	1.36	0.7	0.61	2008	3.92	1.67	1.36	1.27
1990	3.45	1.56	1.15	0.86	2009	4.15	1.75	1.43	1.39
1995	3.59	1.62	1.23	0.95	2010	4.37	1.79	1.47	1.52
1998	3.64	1.65	1.25	1	2011	4.58	1.82	1.49	1.66
2000	3.63	1.68	1.30	1.02	2012	4.94	1.94	1.58	1.85

资料来源：2007~2013 年《中国卫生统计年鉴》。

　　而具体看我国政府办医院的床位数和卫生技术人员数的变化情况发现，在我国政府办医院数基本保持不变的情况下，2003~2012 年的 9 年间，我国政府办医院的床位数累计增长了 86.63%，年平均增长 7.18%；而同期我国政府办医院的卫生技术人员数累计增长了 68.35%，年平均增长 5.96%，低于床位数的增长速度（表 4-7、图 4-4 和图 4-5），反映了政府办医院的卫生技术人员配备相对于床位规模扩张的不足。

表 4-7　政府办医院床位数和卫生技术人员数

年份	医院数		床位数		卫生技术人员数	
	数量/家	环比/%	数量/张	环比/%	数量/人	环比/%
2003	9 694	—	1 718 449	—	1 905 114	—
2004	9 823	1.33	1 802 644	4.90	1 976 999	3.77
2005	9 880	0.58	1 863 843	3.39	2 014 013	1.87
2006	9 757	−1.24	1 945 599	4.39	2 095 575	4.05
2007	9 832	0.77	2 052 235	5.48	2 236 973	6.75
2008	9 777	−0.56	2 234 880	8.90	2 374 677	6.16
2009	9 651	−1.29	2 415 546	8.08	2 528 127	6.46
2010	9 629	−0.23	2 635 912	9.12	2 733 824	8.14
2011	9 579	−0.52	2 879 234	9.23	2 943 495	7.67
2012	9 637	0.61	3 207 163	11.39	3 207 275	8.96

资料来源：2004~2013 年《中国卫生统计年鉴》。

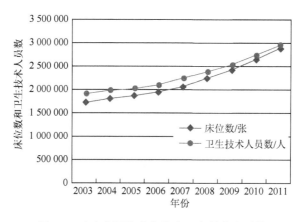

图 4-4　政府办医院床位数和卫生技术人员数

资料来源：2004~2013 年《中国卫生统计年鉴》

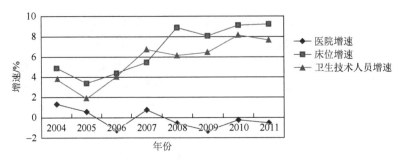

图 4-5　政府办医院床位和卫生技术人员增速

资料来源：2004～2013 年《中国卫生统计年鉴》

　　而从近年政府办医院中医师日均工作量的变化趋势也能够看出，伴随着医院规模的不断扩张，医院医师的工作量不断加大，各级政府办医院医师日均担负诊疗人次及住院床日数在总体上均呈上升趋势（表 4-8），医院规模的扩张在增加医院医师工作压力的同时也为医疗质量埋下了隐患。

表 4-8　政府办医院医师日均工作量

项目	年份	合计	部属	省属	地级市属	县级市属	县属
医师日均担负诊疗人次	1990	5.5	6.4	5.4	5.5	6.2	5.2
	1995	4.4	5.2	4.5	4.7	4.5	4.1
	2000	4.8	8.5	6.2	5.0	4.7	3.9
	2005	5.3	7.8	6.6	5.7	5.0	4.3
	2008	6.5	9.1	7.1	6.7	6.8	5.4
	2009	6.7	9.1	7.3	6.8	7.1	5.6
	2010	6.8	9.8	7.4	7.0	6.9	5.6
	2011	7.2	10.0	7.9	7.3	7.5	6.1
医师日均担负住院床日数	1990	2.1	2.0	2.0	2.2	1.8	2.1
	1995	1.5	1.6	1.6	1.7	1.4	1.5
	2000	1.4	1.8	1.8	1.5	1.2	1.2
	2005	1.6	2.3	2.1	1.9	1.4	1.4
	2008	2.1	2.4	2.4	2.3	1.8	2.1
	2009	2.3	2.4	2.5	2.4	2.0	2.2
	2010	2.4	2.5	2.5	2.5	2.1	2.4
	2011	2.5	2.5	2.6	2.5	2.3	2.6
	2012	2.7	2.5	2.7	2.7	2.5	2.9

资料来源：《2013 中国卫生统计年鉴》。

4.4.2　公立医院财务治理的风险性实证考察：从大型医疗设备的购置情况角度

从我国综合医院万元以上设备的购置情况来看，2003 年以来，我国综合医院在万元以上大型医疗设备的购置台数上呈现迅速增长的趋势，9 年间万元以上设备总台数增长了 1.51 倍，100 万元及以上的大型设备总台数更是增长了约 2.18 倍，2007～2012 年的万元以上设备总价值增长了约 1.31 倍（表 4-9），可见在医院规模不断扩张的情况下，我国综合医院大型医疗设备有增长态势。但是，同时也看到公立医院固定资产管理不规范的集中表现为重复引进大型设备，设备的引进购置与应用开发、效益评估脱节，导致医疗设备大量闲置，造成浪费。

表 4-9　我国综合医院万元以上设备购置情况

年份	万元以上设备总价值/万元	万元以上设备台数/台			
		合计	50 万元以下	50 万～99 万元	100 万元及以上
2003	—	819 477	772 474	30 608	16 395
2004	—	840 754	789 893	32 347	18 514
2005	—	991 324	933 096	36 354	21 874
2006	—	1 102 226	1 027 185	42 637	32 404
2007	14 797 196	1 147 006	1 080 519	40 315	26 172
2008	19 289 529	1 291 134	1 218 838	42 950	29 346
2009	21 821 967	1 439 580	1 365 963	41 831	31 786
2010	25 236 115	1 589 027	1 506 127	46 224	36 676
2011	29 297 125	1 798 087	1 701 898	52 790	43 399
2012	34 161 152	2 057 108	1 943 902	61 082	52 124

资料来源：2004～2013 年《中国卫生统计年鉴》。

卫生部统计中心数据表明，2001 年全国医院大型设备普及率为：800mA 以上 X 射线机 15%、CT（computer tomography，电子计算机断层扫描）机 31%、彩超机 33%、磁共振仪 5%、肾透析仪 15%。2003 年全国 14 000 多家医院中，共有 5000 台 CT 机，其中 1481 万人口的北京拥有 200 台、27 台/200 万人；300 万人口的大连拥有 14 台、9.3 台/200 万人，而伦敦、东京等国际大都市的 CT 机拥有量仅为 1 台/200 万人。2004 年我国县级以上医院 CT 机拥有量超过 8000 台，磁共振仪 488 台。仅以 64 层 CT 机为例，2004 年末在北美放射学年会上首次亮相后，短短 10 个月仅北京就有 15 家医院引进这项顶级设备。2005 年我国从国外进口了 600 亿美元的医疗设备，并且这些大型医疗设备的分布极不合理，有八成以上集中在东部发达地区的城市医院，大型医疗设备已占各大医院固定资产的 60%以上，配置数量已远远超过多数发达国家水平。因此，大型医疗设备引进数量多，但利用率低，使用效果差。卫生部门调查发现：全国 CT 机利用率为 38%、磁共振仪利用率为 4.3%、经检查发现病症率为 30%,远低于卫生部要求的阳性率 60%的标准，也就是说至少有 1/2 患者做了不该做的高价检查。全国仅 CT 一项,就浪费 50 亿～60 亿元。伽马刀的调查结果同样不容乐观，我国于 1993 年 10 月首次引进瑞典静态伽马刀，1995 年已装备 13 台，占世界拥有总数的 20%；2005 年已装备近 100台，占世界拥有总数的 33%[78]。

4.4.3　公立医院财务治理的风险性实证考察：从基本建设投资情况角度

从我国卫生部门主管医疗机构的基建资金来源构成情况来看，单位自筹资金的比例明显高于财政性投资，其中单位自有资金和银行贷款是主要来源，虽然 2010 年的财政性投资的比例同 2008 年相比有所提高，但银行贷款在单位自筹资金中的比例也同样明显提高（表 4-10）。这种筹资结构加大了医院趋利性，最终导致患者负担增加。

表 4-10　我国卫生部门主管医疗机构基建资金来源情况

基建资金来源	2008 年		2010 年		2013 年	
	数额/万元	比例/%	数额/万元	比例/%	数额/万元	比例/%
财政性投资	1 148 531.43	30.58	2 898 130.73	43.24	2 792 628.82	30.20
其中：基建资金收入	941 322.14	81.96	2 335 146.56	80.57	2 423 894.15	86.80
单位自筹资金	2 606 783.23	69.42	3 804 344.43	56.76	6 455 783.82	69.80
其中：单位自有资金	1 560 726.57	59.87	1 934 773.53	50.86	3 683 599.71	57.06
银行贷款	906 191.89	34.76	1 627 592.47	42.78	2 335 711.82	36.18
利用外资	8 169.80	0.31	4 441.85	0.12	17 720.54	0.27
其他投资	131 694.97	5.05	237 536.58	6.24	418 751.75	6.49
资金总计	3 755 314.66	100.00	6 702 475.16	100.00	9 248 412.64	100.00

资料来源：2008 年、2010 年和 2013 年《全国卫生财务年报资料》（内部资料）。

4.5　我国公立医院财务治理的实证考察：基于财务数据

基于本书的研究目的和微观财务数据的可得性问题，本书主要从宏观角度对我国公立医院财务运行的现状及绩效进行整体分析和评价。对 2008~2010 年我国相关医疗机构财务数据进行统计分析，反映我国公立医院财务治理的现状。其中，资产负债和业务收支等基础数据主要分别来自相应年份的《中国卫生统计年鉴》，部分明细数据分别来自相应年份的《全国卫生财务年报资料》。

在前期文献研究和专家咨询的基础上，本书主要通过收入结构和负债结构的变动情况来反映我国公立医院财务运行的总体状况，并分别选取资产绩效、盈利能力、偿债能力、营运能力及发展能力等 5 个方面的 19 个指标来对我国公立医院财务运行的绩效进行评价分析。在指标计算上根据《医院财务制度》和《医院会计制度》的解释确定公式，对相应年份的基础数据进行统计，数据的处理与分析均采用 Microsoft Office Excel 软件。

4.5.1　公立医院财务运行的总体状况

对我国公立医院财务运行的总体状况进行分析，有利于从整体上了解和把握我国公立医院财务治理的现实环境与背景。本书主要从两个方面进行分析，首先是通过对我国政府办医院的收入结构及其变动情况进行分析，从筹资角度分析我国公立医院的利益相关者在现行财政体制和财务治理机制下的责任分配情况；其次是通过对我国医疗机构的负债规模及结构进行分析，从财务风险角度反映我国公立医院在现行财政体制和财务治理机制下的运营风险。

医院资产总量代表了医院的经济实力，是医院进行正常生产活动的基础，固定资产体现医院的规模，流动资产体现医院的营运能力。合理规划固定资产和流动资产的结构比例对医院内部财务环境的建立至关重要。由表 4-11 看出，近年来我国政府办医院的资产保持持续增长，其中尤以 2011 年的医院资产增幅最大，总资产增长率达到 47.72%，其中，净资产、固定资产和流动资产增长率分别达到 47.36%、45.04% 和 52.26%。然而与此同时，医院的收支结构变化不大，财政和上级补助在医院收入中的比例长期停留在 9% 以下的低水平，而业务收入在医院收入中的比例却居高不下，政府办医院的财政补偿不足使其也不得不主要通过业务收入来维持生存和发展，这在很大程度上制约了其作为公立医院的公益性发挥。

表 4-11　我国政府办医院资产及业务收支变动情况 　（单位：万元）

项目	2008 年	2009 年	2010 年	2011 年	2012 年
总收入	60 902 249	74 569 116	90 114 486	141 631 282	171 770 801
业务收入	55 799 885	67 982 639	82 210 452	117 789 352	140 601 730
业务支出	57 535 412	69 099 261	83 230 850	128 492 961	132 859 131

续表

项目	2008 年	2009 年	2010 年	2011 年	2012 年
业务收支结余	−1 735 527	−1 116 622	−1 020 398	−10 703 609	7 742 599
年初总资产	76 955 751	87 743 786	115 255 713	122 937 918	181 598 455
年末总资产	87 743 786	115 255 713	122 937 918	181 598 455	188 296 351
负债总额	26 338 942	36 872 847	39 706 379	58 944 762	74 368 122
总资产均值	82 349 769	101 499 750	119 096 816	152 268 187	184 947 403
年初净资产	54 577 402	61 404 844	78 382 866	83 231 539	122 653 693
年末净资产	61 404 844	78 382 866	83 231 539	122 653 693	113 928 229
净资产均值	5 7991 123	69 893 855	80 807 203	102 942 616	118 290 961
年初固定资产	54 015 209	60 722 717	76 371 607	80 288 338	116 452 158
年末固定资产	60 722 717	76 371 607	80 288 338	116 452 158	113 549 265
固定资产均值	57 368 963	68 547 162	78 329 973	98 370 248	115 000 712
年初流动资产	22 126 008	26 207 569	37 113 346	41 736 734	63 549 496
年末流动资产	26 207 569	37 113 346	41 736 734	63 549 496	74 747 086
流动资产均值	24 166 789	31 660 458	39 425 040	52 643 115	69 148 291

资料来源：2008～2013 年《中国卫生统计年鉴》。

在市场经济条件下，医院负债经营是提高经济效益、实现规模经营的一种发展方式。适当的负债可以促进医院发展，但是负债规模过大或者负债结构不合理，则会使医院陷入困境[79]。《中国卫生统计年鉴》数据显示：我国公立医院资产负债率大部分高于 30%，而且总体上有逐年增加的趋势，负债率最高的达 50%以上。可见，面对人民群众日益增长的卫生服务需求，公立医院往往不惜负债来进行业务扩张，即仍采取资金拉动型的粗放式经营方式。

表 4-12 为我国卫生部门主管医疗机构资产和负债结构，该组数据进一步证实了公立医院负债规模扩张的总体趋势。从表 4-12 可以看出，伴随着负债规模的大幅增长，以基本建设和设备购置为主的长期负债在医疗机构负债中的比例略有提升，而长期借款在长期负债中的比例也有一定提升，这与近年来我国医疗机构规模扩张的现象和趋势是密切相关的。而这种规模扩张带来的负债规模的扩大和长期负债比例的上升，无疑会在一定程度上增加医疗机构的运营风险。

表 4-12　我国卫生部门主管医疗机构资产和负债结构

项目	2008 年		2010 年		2013 年*	
	金额/万元	构成比/%	金额/万元	构成比/%	金额/万元	构成比/%
流动资产合计	30 170 164.31	30.51	47 894 814.31	34.20	72 127 478.58	41.37
其中：货币资金	11 906 027.97	39.46	19 951 007.57	41.66	30 340 431.53	42.07
应收账款	14 236 873.95	47.19	22 260 027.17	46.48	30 297 948.18	42.01
药品	2 783 336.13	9.23	3 781 541.63	7.90	4 097 624.02	5.68
固定资产合计	67 979 040.05	68.74	91 271 999.58	65.17	100 316 007.64	57.54
其中：固定资产	57 879 082.46	85.14	76 267 300.70	83.56	68 514 650.82	68.40
在建工程	10 021 088.71	14.74	14 897 475.16	16.32	31 001 882.59	30.90
无形资产	460 922.45	0.47	564 426.31	0.40	1 396 514.04	0.80
对外投资	286 405.04	0.29	317 442.18	0.23	500 136.86	0.29
资产总计	98 896 531.85	100.00	140 048 682.4	100.00	174 340 137.12	100.00
流动负债合计	22 680 578.76	77.84	33 899 562.34	76.54	57 387 901.30	73.62
其中：短期借款	3 077 480.76	13.57	4 006 189.40	11.82	7 223 036.33	12.59
应付账款	10 428 291.86	45.98	16 632 898.13	49.07	30 230 036.09	52.68
长期负债合计	6 458 712.02	22.16	10 388 781.90	23.46	20 560 683.42	26.38
其中：长期借款	5 239 747.73	81.13	8 832 708.51	85.02	16 409 096.98	79.81
长期应付款	1 218 964.29	18.87	1 556 073.39	14.98	4 151 586.44	20.19
其中：基本建设负债	3 041 924.28	47.10	4 973 004.49	47.87	12 265 577.73	59.66
设备购置负债	1 028 026.77	15.92	1 350 505.54	13.00	3 555 092.29	17.29
负债总计	29 139 290.78	100.00	44 288 344.24	100.00	77 948 584.72	100.00

资料来源：2008 年、2010 年和 2013 年《全国卫生财务年报资料》（内部资料）。

*2012 年起全国医院实施新的财务和会计制度，资产负债表部分科目的统计口径发生变化。为保证数据可比性，将 2013 年的相关原始数据按照 2010 年的统计口径进行了换算。

目前我国卫生行业的负债率尚无统一的测算结果和标准，而卫生行业以其外部效应和公益性质等特征区别于一般的服务性产业，因此，不能简单地以第三产业的负债率标准来对医院进行衡量。同时，由于作为国有资产的公立医院的经济运行和财务会计制度相对来说更为严格，因此，在运营过程中更应保持谨慎，资产负债率不宜过高。

表 4-12 反映了从《全国卫生财务年报资料》中获取的 2008 年、2010 年和 2013 年全国卫生部门主管医疗机构的资产负债规模及结构情况。从表 4-12 中可以看出，2013 年我国医疗机构的负债规模相比 2008 年增长了 167.50%，其中流动负债和长期负债规模同期分别增长了 153.03% 和 218.34%。在负债结构方面，长

期负债比重呈现增高趋势，流动负债和长期负债的比率总体保持在 3：1 左右；在流动负债中，应付账款的占比最高，而在长期负债中，80%左右属于长期借款，基本建设负债和设备配置负债是长期负债的主要需求来源。与此同时，基本建设负债在长期负债中的占比由 2008 年的 47.10%上升至 2013 年的 59.66%，设备配置负债的占比由 2008 年的 15.92%上升至 2013 年的 17.29%，医院发展所面临的财务压力由此可见一斑。

目前，财政投入公立医院设备购置和基建资金量较少，设备购置和基建资金主要依靠自筹。以 2006 年为例，全国公立医院基建投资 294 亿元，其中财政投入102 亿元，仅占 34.7%，设备购置基本上靠自筹，不少公立医院修购基金出现赤字，影响正常运转。为了进一步明确上述我国医疗机构负债规模和结构变动的深层次原因，继续对其中最为突出的基建资金的来源构成进行分析。表 4-10 显示的是从《全国卫生财务年报资料》中获取的 2008 年、2010 年和 2013 年卫生部主管医疗机构的基本建设资金来源构成情况。从表 4-10 可以看出，由于财政性投资的不足，医疗机构的基建资金不得不更多地依靠单位自筹，即使 2010 年财政性投资在基建资金中的比例相对 2008 年有了明显提升，单位自筹资金所占比例依然保持在56.76%的较高水平。其中 50.86%的单位自筹资金来源于事业基金、专用基金等单位自有资金，42.78%的单位自筹资金来源于银行贷款。这种基建资金的筹资结构必然会严重削弱公立医疗机构的公益性，加大其诊疗行为的趋利性，最终导致患者负担的增加和"看病贵"问题的加剧。

4.5.2　公立医院财务治理绩效评价

对我国公立医院财务运行的绩效进行评价，能够从财务结果的角度明确我国公立医院财务治理的现状及其存在的问题。对此，本书主要分别从资产绩效、盈利能力、偿债能力、营运能力和发展能力等 5 个方面对我国政府办医院的财务运行绩效进行评价与分析。表 4-13 是根据所收集的 2008～2010 年我国政府办医院的原始财务数据和相关评价指标的计算公式，经过统计后得出的我国政府办医院财务运行绩效的评价结果。

表 4-13　我国政府办医院财务治理绩效评价分析

		项目	2008 年	2009 年	2010 年
资产绩效	资产效益	资产收益率/%	−2.11	−1.10	−0.86
		净资产收益率/%	−2.99	−1.60	−1.26
		固定资产收益率/%	−3.03	−1.63	−1.30
		流动资产收益率/%	−7.18	−3.53	−2.59

续表

	项目	2008 年	2009 年	2010 年
资产绩效　　资产贡献	万元资产诊疗人次数/人次	17.91	15.66	17.13
	万元资产出院人数/人	0.76	0.71	0.67
	百元固定资产医疗收入/元	50.80	51.70	55.28
盈利能力	业务收支结余率/%	−3.11	−1.64	−1.24
	药品收支结余率/%	5.95	6.71	6.63
	医疗收支结余率/%	−12.5	−10.36	−9.09
偿债能力	资产负债率/%	30.02	31.99	32.30
资金运转效率　营运能力	资产周转率/%	67.76	66.98	69.03
	净资产周转率/%	96.22	97.27	101.74
	固定资产周转率/%	97.26	99.18	104.95
	流动资产周转率/%	230.89	214.72	208.52
发展能力	资产增长率/%	14.02	31.35	6.67
	净资产增长率/%	12.51	27.65	6.19
	固定资产增长率/%	12.42	25.77	5.13
	流动资产增长率/%	18.45	41.61	12.46

1. 资产绩效

　　本书主要从资产效益和资产贡献两个方面来考量我国政府办医院的资产绩效水平。在资产效益方面，虽然 2008～2010 年我国政府办医院的各项整体资产效益均呈持续增长态势，但从资产效益相关指标反映的情况可见，不管是从总资产、净资产还是流动资产和固定资产维度，各项指标均为负值。我国政府办医院整体资产效益状况欠佳。机构经营状况对长期偿债能力的保障力度较差。这固然与我国医院特别是公立医院的公益性质有关，然而公立医院的公益性与其经营性并不矛盾，如何在维护社会公共利益的同时保证国有资产的保值增值，在满足广大居民基本医疗服务需求的同时提高医院工作效率和降低服务成本，是公立医院在市场环境下生存和发展所需解决的重要问题。

　　在资产贡献方面，在反映服务效率的万元资产诊疗人次数和万元资产出院人数上，我国政府办医院在 2008～2010 年呈递减态势，2008～2010 年万元资产出院人数为 0.76 人、0.71 人、0.67 人；在反映经济效率的百元固定资产医疗收入上却呈现出递增趋势，其中不乏医疗价格上涨的合理因素。

2. 盈利能力

　　统计结果显示，2008～2010 年，我国政府办医院的各项收支结余率总体上呈递增态势，表明我国政府办医院的盈利能力有所提升；然而医疗收支长期处于亏损状态，虽然这与我国公立医院医疗服务低于成本的定价政策有关，但其中也不乏医院经营不善和成本控制不力的因素；而由于前期药品加成政策的存在，药品收支结余成为弥补医疗成本的重要来源，但是随着药品加成政策的逐步取消，公立医院的药品收支结余必然出现萎缩乃至消失。统计数据也显示，2010 年我国政府办医院的药品收支结余率较 2009 年已有所降低，这无疑会给主要依赖财政补助和药品收支结余来寻求发展的公立医院带来挑战，公立医院的收入结构调整改革至关重要。

表 4-13 显示政府办医院业务收支结余率均为负值，为–3.11%～–1.24%，各年波动较小，但业务收支基本处于亏损状态。而医疗收支的亏损率大于业务收支亏损率，这与我国综合医院医疗服务低于成本的定价政策相符合。药品收支结余率在 7%左右，药品收支结余的存在符合我国采取药品加成的定价政策。

3. 偿债能力

公立医院负债经营是在转型过程中发生的，也是公立医院补偿机制作用的结果。随着我国卫生事业突飞猛进的发展，公立医院的规模辐射圈也在不断扩大，各地公立医院新大楼拔地而起，而在公立医院扩张的背后隐藏着较高的负债增长，甚至负债增长持续快于资产增长[80]，导致资产负债率不断上升。

在市场环境下，负债经营在缓解公立医院发展资金短缺的同时也带来了一定的债务风险，而要防范债务风险，关键是控制适当的负债规模。适当负债是公立医院发展的动力，能有效缓解医院发展中的资金短缺状况，但又必须防范负债风险。而要防范负债风险，关键是控制负债规模，保持合理的负债比例。资产负债率是国际公认的衡量偿还能力和经营分析的重要指标。资产负债率过高，表明财务风险太大；资产负债率过低，说明财务融资杠杆利用不够。作为国际公认的衡量偿债能力的重要指标，资产负债率在我国医院中尚无统一的控制标准。但作为国有资产进行管理的公立医院的财务会计制度相对更为严格，因此，其负债经营过程更应保持谨慎，资产负债率不宜过高。在本书中专家咨询的结果显示公立医院的资产负债率的安全范围应该在 30%～40%，尤其对于偿债能力弱的公立医院，资产负债率超过 30%就可能有较大的财务风险，如何防范负债风险已成为公立医院迫切需要解决的现实问题。

反映某行业平均发展水平常用的指标有平均数和中位数，这两项指标各有优缺点。平均数表明在同行业中，某项指标的集中趋势，但如果出现最大值或最小值，平均数容易过高或过低地反映该行业的平均发展水平。中位数是在排序的前提下，位置居于中间的水平，也可以反映出该项指标的平均水平。从表 4-13 关于政府办公立医院的资产负债的平均水平的测算结果分析，2008～2010 年公立医疗医院资产负债率的平均水平为 30%左右。这个测算结果和本书专家咨询的结果基本一致，可作为衡量该行业发展的一个参考指标。

以上公立医院财务治理评价表格（表 4-13）数据还可显示：2008～2010 年我国政府办医院资产负债率呈逐年上升趋势。事实上，再往前追溯，政府办医院的资产负债率从 2004 年的 26.2%（当时统计口径为非营利性医院）上升至 2010 年的 32.30%，增长率为 23.3%。近年来，公立医院负债水平已经接近于公立医院安全线水平。从公立医院内部来看，国家卫生部医院管理研究所的资料显示，部分公立医院的负债率超过 50%，甚至超过 100%。全国 90%的县级医院有负债，2008 年负债金额为 406 亿元，平均每家县级医院负债 2600 多万元[81]。目前我国医院的整体偿债能力尚可，但却呈现出行业整体亏损的背离。导致这种现象的原因十分复杂：一方面，医院的内部管理水平（如成本核算等）确实有待提高；另一方面，目前医院会计制度的核算原则和方法不计提折旧，导致其实际资产价值被高估，资产负债率被低估，因此，其资产负债率的实际水平必然高于目前的名义水平，现有资产负债率数据只能用作有限参考。但同时也可以估计公立医院的资产负债率会高于目前财务数据反映的数值。如果不及时控制这种势头，则会增加财政的压力，随之而来的是医院的债务危机，最终影响医院的可持续性发展。

偿债能力是医院按期足额偿还债务，应付突发事件，抵抗财务风险的能力。资产负债率是国际公认的衡量偿还能力及经营分析的重要指标。但在实际管理中，仅仅依靠资产负债率的高低难以准确地判断出负债状况的优劣，必须结合资产负债的结构以及医院的特点进行分析。因此，本书进一步分析我国政府医院总体负债的项目构成（表 4-12）。按照各项目在总负债中所占份额的高低排序，前三位依次为应付账款、长期借款、短期借款。其中，排列第一位的应付账款项目占据了我国医疗机构负债总额的 1/3 以上，结合我国医疗系统运营现状，可以估计此部分应付账款主要来自药品及医疗器械等医药生产企业。若从机构筹资的角度看，也可以认为目前我国医疗机构融资份额的 1/3 以上来自于医院生产企业，这一方面不利于我国整个医药行业的良性循环发展，另一方面论证了我国新一轮医疗体制改革中所提出的实施医药分家策略的紧迫性及其将面临的巨大困难。

4. 营运能力

营运能力指标反映医院营运资金充足与否，它关系到医院总体财务状况是否稳健良好，且运营效率的高低直接体现医院资产利用效率与经营管理水平。在医院经营过程中，除了拓宽资金来源渠道，解决医院资金短缺问题的另一重要途径是提高现有资产的管理质量和利用效率，即提高医院的资产营运能力。反映医院营运能力的主要指标有资产周转率，是医院在一定时期主营业务（即医疗业务）

收入与平均资产总额的比率，反映医院全部资产从投入到产出的流转速度，是衡量医院经营质量的一项重要指标，是管理效率高低的综合反映。一般情况下，指标越高，表明医院营业能力越强，资产利用效率越高。统计结果显示（表4-13），作为反映医院资产营运能力的重要指标，2008～2010年，我国政府办医院在除流动资产之外的其他各项资产周转率上，均保持总体上升态势。2008～2010年公立医院的资产周转率分别为67.76%、66.98%和69.03%。这种资产流转速度的加快在一定程度上缓解了医院的财务压力；而流动资产周转率的逐年下降也提示我国政府办医院应当重视并加强对流动资产的利用管理，以提高其运营效率。

5. 发展能力

本书将净资产增长率作为公立医院发展能力指标。净资产增长率是评价医院资产保值增值的重要判断指标。净资产指资产减去负债的差额，包括事业基金、固定基金、专用基金等。医院的净资产除专用基金结余、财政专项补助结余和待分配结余外，一般是永久性的，是事业单位自有资产的主要来源。净资产增长率是单位一定时期内净资产的期末数与期初数的比率。净资产增长率越高，说明发展能力越强。其次是收支结余增长率，反映医院收支结余随时间变化的收益增长情况，该指标越大越好。在反映医院发展能力的各项指标中，资产增长率是从资产总量方面反映医院的发展能力，而净资产增长率则是通过净资产的增值情况来反映医院的发展潜力。

从统计结果（表4-13）可以看出，2008～2010年，我国政府办医院的各项资产增长率指标均为正值，表明医院的各类资产规模均在以不同程度扩大，其中尤以2009年的增幅最大，资产增长率达到31.35%，其中净资产增长率、固定资产增长率和流动资产增长率分别达到27.65%、25.77%和41.61%，显示出较强的发展能力。然而在随后的2010年，各项资产增速却出现大幅减缓，这与新医改的政策效应有关。

在发展能力方面，三年平均资产增长率、净资产增长率、固定资产增长率、流动资产增长率分别达到了17.3%、15.5%、14.4%和24.2%。同时考察公立医院收支结余率基本为-3%～-1%。目前两项数据不能如实反映公立医院的发展能力，其原因前面已经有所论述。因为医院计提修购基金，没有减少固定资产原值或增加折旧价值，而是增加净资产，导致医院在亏损情况下净资产不减反增的问题。

从以上我国公立医院财务运行的总体状况及绩效分析结果可以看出，虽然伴随着我国居民医疗服务需求的不断增长，公立医院在发展规模和经济效益等方面都取得了一定发展，但在收支负债结构及资产运作效率等方面也存在一些潜在的问题。而要解决这些问题，关键是要逐步建立健全我国公立医院的财务治理机制，明确并优化各利益相关者的权责分配结构。

第5章 我国公立医院财务治理结构研究

本章在我国公立医院治理的基本构架下，探讨公立医院法人治理的适用性及其关键问题，并分析我国公立医院财务治理结构和权利配置。

5.1 我国公立医院的多层委托-代理结构分析

"公立医院的财权主体是谁"这一命题无法回避公立医院产权的来源和代理结构问题。现代企业理论认为，企业内部所有权、控制权等权利及其治理机构是通过一系列契约结成的契约网进行安排的，而企业合约由于人力资源的产权特性而不可能完备，于是不完备的企业合约便产生了委托-代理和激励问题，因此企业内部剩余索取权和剩余控制权的安排影响企业的效率[82]。同样，委托-代理也是公立医院治理问题产生的根源。而各种不同的组织形式，实质上就是处理政府与公立医院委托-代理关系的放权程度从低到高的不同模式，是不同类型的制度化了的公立医院的治理机制[66]。

公立医院的多层委托-代理结构如图 5-1 所示。

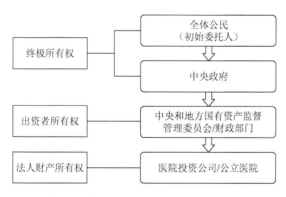

图 5-1　公立医院的多层委托-代理结构

1. 全体人民作为初始委托人与国家（政府）构成的委托-代理关系

国有资产本质上属于全体人民，但全体人民不可能共同一致行使所有权，由于全体人民人数众多，不可能每个人都亲自去监管国有资产，而国家作为全民利益的代表自然成为资产的代理人代全民行使所有者的相关权能，也正是鉴于此原因通常把全民所有等同于国家所有。但国家作为一个国际法权概念难以人格化，不可能具体代行所有权，而政府作为行使国家职能的重要机构自然成为事实上的国有资产代理人。因此，国家代理在实践上表现为政府代理。作为最终所有者的全体公民，对于公立医院理所当然要求其代理人在权能范围内保障全体公民的健康水平，这与作为代理人的国家及政府的目标是一致的。

2. 国家（政府）与国资委之间的委托-代理关系

为体现政企分开和政资分开，也为集中精力履行好政府的社会管理和宏观经济管理职能，获得授权的中央政府和地方政府分别成立了国有资产监督管理的特设机构——国有资产监督管理委员会（简称国资委），这样中央和地方政府将其原来所担负的代理国有资产出资者的有关职责委托给各级国资委，由国资委全权代表国家履行出资人职责，即依法享有对国有资产的占有、收益、使用和支配权，享有资本收益、重大决策和选聘国有企业经营管理者等权利，同时承担国有资产保值增值责任。国资委作为行政性的特设机构专司国有资产出资人职责，不承担任何属于政府的有关社会公共管理职能，各级国资委都以各自所控制管理的国有资产的保值增值为根本目标。国务院作为委托人，将国有产权的经营权委托给国资委，由国资委全权负责国有资产的保值增值，国资委属于国有资产的产权代表，直接受国务院的监督。对于公立医院而言，国有资产管理部门的管理目标不仅仅是资产的保值增值，更重要的是社会效益和社会功能的实现。国资委属于国有资产的产权代表，对包括公立医院在内的非经营性国有资产的治理模式，理论界提出了财政模式、国资委模式、资产专业管理模式以及南宁模式等，目前尚没有达成共识。

其中，国资委模式是在国资委下建立一个公立医院管理中心，即部分地区通过建立一个统一、专业化、属地化、跨行政隶属的公立医院管理中心，解决目前公立医院存在的产权主体缺位、产权管理职能分散等问题。管理中心以增强公益性和核心竞争力为发展主线，代表政府和社会公共利益，行使出资人的职责，实现"管办分开"[83]。这一做法无疑有助于改变公立医院出资人缺位的局面，实现政事分开，管办分开。国资委的成立使出资人职责明确化、具体化，有利于加强对代理人的监管，弥补出资者的缺位，防止内部人控制，减小代理人的机会主义行为对所有者权益的侵害。另外，国资委制度体系的建立和完善很大程度上可实现出资者到位，并降低代理成本，然而并不能代替医院内部治理结构的完善与优化。

3. 国资委与公立医院的委托-代理关系

在国资委与公立医院的委托-代理关系中，事实上还存在多层中间代理人。例如，国资委设立医院投资公司或医院资产管理委员会，将国有资产所有者的管理职能交给医院投资公司。在这一委托-代理关系中，作为代理者的医院投资公司，以独立的法人身份出现，拥有全部法人财产权。此外，国资委代表国家向医院投资公司派出监事，通过法定程序对医院负责人进行任免、考核并根据其经营业绩进行奖惩，通过统计、稽查对所管国有资产的保值增值情况进行监管。

因此，名义上国家所有的公立医院最终委托给了公立医院的管理者。在公立医院多达四层的委托-代理关系中，每一层都可能存在着代理问题，只要有一层的激励约束问题处理不好，就会背离全体公民这一最终的委托人的利益。

5.2 我国公立医院法人治理的基本架构和关键问题

2009 年 3 月 17 日颁布的《中共中央 国务院关于深化医药卫生体制改革的意见》中指出："推进公立医院管理体制改革，从有利于强化公立医院公益性和政府有效监管出发，建立严格有效的医药卫生监管体制，完善医院法人治理结构。"2010年 2 月，在国务院讨论并通过、由五部委联合发布的《关于公立医院改革试点的指导意见》中指出公立医院改革试点的重要任务为：改革公立医院管理体制；建立协调、统一、高效的公立医院管理体制，探索建立医院法人治理结构；健全公立医院监管机制。完善公立医院绩效考核制度，加强医疗安全质量和经济运行监管。2011 年 2 月 18 日，国务院颁发的《2011 年公立医院改革试点工作安排》再次强调：推进管办分开，深化公立医院管理体制改革；推进政事分开，完善公立医院法人治理机制。该文件已经明确了我国公立医院治理改革的基本路径和未来的组织形式，由自主化向法人化的医院治理模式过渡。

关于我国公立医院具体采取何种治理模式，本书持以下观点。

（1）公立医院组织改革没有固定模式。我国公立医院改革是公共部门的治理问题，不仅改革公立医院，更重要的是改革政府对公共部门的治理。回顾公立医院体制改革的路径，进入 20 世纪 90 年代中期，医疗卫生体制改革很大程度上是由地方政府和微观部门积极推进的。由于我国各地区间经济社会发展水平存在巨大差异，中央政府制定的统一政策很难取得一致的效果。各地方政府参与医疗体制改革，形成一种地方政府充分采纳民间制度创新且中央政府认可地方制度创新的制度建设环境。在医改逐步推进的过程中，行政放权和经济放权形成了多元的制度供需主体[84]。由于放权让利和财政分权的改革，地方政府具有了自身的利益偏好，地方政府效用偏好逐步渗入国家的偏好选择之中[85]。同时也可以看到法人化路径已经从地方政府的自发改革上升到国家层面的强制变迁。而从路径依赖的观点看，任何一个制度的改革都有其内在的规律和技术的局限性，不能脱离它们谈制度的改革。世界上大部分国家的医疗卫生体制都是采取渐进的方式对现有的制度框架进行改革，以使其逐步完善。因此，中国公立医院体制改革没有固定模式，改革模式没有孰优孰劣，要根据各地体制改革发展的路径，因地制宜，不能搞一刀切。

（2）公立医院治理改革的基本趋势是向自主化、法人化过渡。卫生政策理论与实务界存在关于中国公立医院治理改革的两条基本路径取向之争：其一是使公立医院回归到预算时代，即涉及资源配置的各项权利重新回归到政府各职能部门；其二是让公立医院成为真正的独立法人。考虑到进行中国公立医院自主化改革已近40年，一方面，社会市场经济高速发展，医疗服务需求越来越多样化；另一方面，医疗服务的高度不确定性对自主决策权的要求，要回到以前的预算管理体制很不现实。那么，第二条路径是否更为可取呢？在实践层面已经看到了公立医院的法人治理改革成为公立医院自下而上的制度变迁路径之一，也成为地方性改革上升到政策层面的主体选择路径。本书也在第4章分析了公立医院法人治理改革是一种有效路径选择。虽然进一步扩大公立医院的自主权是基本趋势，但是自主化和法人化之间区间弹性大。因此，在总体态势下，公立医院自主权面临结构调整，而中国公立医院未来的治理改革方向应该是法人治理框架下的权利配置的进一步规范化。

5.2.1 公立医院法人治理的基本架构

本书后续探讨的公立医院的财务治理问题是试图在第二种组织框架下，也就是法人化架构下进行探讨（图5-2）。医院治理结构涉及公立医院所有者（政府）

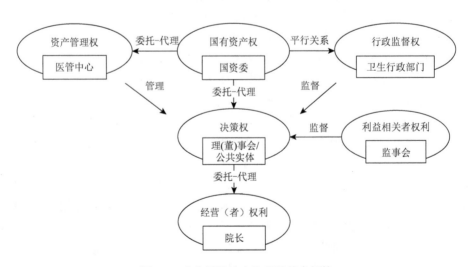

图 5-2 公立医院法人治理的基本架构

与组织（医院）之间的关系。治理结构的变化从不同方面影响医院的激励机制。治理结构对医院的影响包括：多大程度下放医院自主权（决策权限），通过什么机制产生新的激励（剩余支配），以及医院管理者对谁负责（问责方式）。政府作为公立医院的所有者，可以对医院收支结余的控制和使用产生重要影响。政府作为所有者还需要资助医院的大型资本投资，以及任命医院的董事会成员[86]。

目前，公立医院的所有者职能，分散在卫生（医疗服务规划与内部质量监管）、财政（预算管理、财政补助、财务监管）、发展改革（基础设施建设、大型企业购买和价格监管）、组织（管理层选拔任命）、人事（人事分配制度）、编制管理（编制）等一系列部门。而公立医院的职工，通过职工代表大会制度和选拔考核干部的群众评议制度，实际上也拥有部分所有者职权。多委托人委托-代理模型的研究表明，如果多个委托人不能达成一致目标，则各委托人会希望代理人减少为其他委托人的努力而增加对自己有益的努力，结果导致代理人无所适从以及低能激励；代理人则可能会偏向那些提供更强的激励的委托人，或者利用委托人之间的矛盾，减轻被监控的压力或为自己谋取私利。但是，在现有的行政体制中，要达成部门的协调一致非常困难，其结果就是长期以来我国一直难以改进对公立医院的治理。

公立医院法人治理的基本构建是建立三层级治理结构，实现公立医院委托人与代理人之间的最短路径。第一层次中，国家建立公立医院出资人制度，通过塑造公立医院的资产所有者代表——国资委代表全民行使出资人产权。由医院管理中心或管理委员会等落实出资人职责，与拥有行政监督权的卫生行政部门处于平行关系。第二层次是具有独立法人地位的医院，依法享有法人财产权，即包括国家在内的出资人投资形成的全部法人财产的占有权、使用权、处置权和收益权，以董事会或者理事会形式实现经营决策权。政府将公立医院的资产经营权让渡给决策层，决策层在保留重大决策权和监督功能的前提下，再逐级让渡给第三层次，即拥有医院具体经营权利的管理层。通过建立公立法人治理的基本架构，完成了公立医院管理上的政府、决策层、管理者的逐级监督和激励约束，明确划分公立医院权利机构、监管机构、决策机构以及经营机构各自权、责、利关系。

政府和国有资产管理机构是国有资产产权的代表。政府作为实际出资者，负责公立医院的开发、投资和审批，不直接从事资产经营。国资委实行出资人权利包括：拥有医院资产终极所有权，监督医院资产运营情况；审定医院的发展方向和规划；委任具体出资人职权机构的成员；对医院重要行政人员任命的审核；监督医疗服务的社会效果。当前地方政府已经通过实践建立了公立医院管理中心，解决目前公立医院存在的产权主体缺位、产权管理职能分散等问题。管理中心以增强公益性和核心竞争力为发展主线，代表政府和社会公共利益，行使出资人的职责，实现"管办分开"。

在公立医院治理结构的第二层次中，就是要落实医院管理自主权，明确公立医院管理层和院长的权责。如图 5-2 所示，理事会是事业单位管理体制中最基础，也是最经常的行为，它既可看作事业单位内部监管架构的一部分，也是连接政府监管的桥梁。理事会作为法人治理结构的核心，确定公立医院内部发展战略、发展规划和重大决策，对国资委负责。根据《中华人民共和国公司法》及国际经验，理事会成员应由国有资产管理部门代表、集团总经理、财务总监和社会专家等人员组成[①]，主要职责包括保证医院遵循所有适合于医院的法律、法规和规章条例；保证医院在财务上足够充足；聘任和考评医院的主要行政负责人；评价和监控医院提供的全部医疗服务质量；任命医师和各类医务人员。公立医院公法人的特征决定了对医院管理层的监督约束机制不健全，因此，需要通过其他途径完善，如设立由利益相关者组成的监事会进行外部监督。

在公立医院治理结构的第三层次中，医院院长作为事业单位的经营管理者，由理事会提名，报政府审核任命，并负责医院的具体经营。法人治理结构的建立将理顺医院院长的角色定位。医院院长对日常工作全面负责、统一领导，定期向理事会汇报经营管理状况，接受理事会监督。医院院长对医院的日常管理、资产运作、医疗行为负有管理责任。遵循坚持公益性的医院发展规律，制定一个规范、统一、公平的评价体系来衡量医院院长的工作绩效，构建科学的医院管理者激励约束机制是公立医院专业化管理的一个亟待解决的问题。

在公立医院的财务治理结构中，包含了完善外部的行业监管体系，加强相关法律法规的建设，建立健全行业规范。公司治理的外部机制主要依赖于社会经济制度环境，包括政府的审计监督体系、司法体系和市场竞争体系等。一方面，发挥独立性财务监督机构如政府的审计机关对国有资产实施审计监督的作用；另一方面，建立以卫生行政部门为首的政府监管体系，把工作重点放在宏观控制和监督评价上，负责建立以公益性为核心的公立医院绩效评估管理体系和医疗质量安全评价管理体系。此外，公立医院体制改革还有赖于法律制度上的保障，应合理界定政府、相关主管部门与事业单位之间的关系，明确事业单位的法律地位、职责任务、治理结构、人员配备和财务管理，使政府依法管理监督，确保其公共目标的实现。同时，应当打破目前公立医院的垄断地位，采取措施促进非公立医院的发展，积极培育竞争市场，建立整体行业自律，形成有效的外部治理体系，为全行业管理及公立医院内部治理的有效运行提供外部条件。

---

① 作为一种非营利性的组织，法人化公立组织的理事会构成与国有企业不同。国有企业的董事会由股东组成，而非营利组织的理事会则由利益相关者组成。具体到法人化的公立医院，其理事会由医院出资人代表、医院法人代表、医院职工代表及其他代表组成。理事会负责战略决策和管理层的聘任，而医院的日常管理由医院院长及其管理团队负责。

5.2.2　公立医院法人治理的关键问题

在厘清我国公立医院法人治理构架之后，有必要回答法人治理改革形式对于我国公立医院治理改革的适用性及公立医院法人治理的目标等关键问题。

对于法人治理结构是否适用于公立医院的问题，目前有部分学者持反对态度，其持有观点是公立医院与公司不同，公立医院属于非营利医院，其出资人不得对医院运营所得结余进行任何形式的分配，这种差异性使得公司治理的理论无法简单地应用于公立医院的法人治理，公司治理结构无法适用于公立医院[87]。对于公立医院等非营利组织产权结构的特殊性所导致的治理结构问题，本书赞同就所有权结构来说，公立医院与营利组织之间并没有重大的差别且公司治理结构可借鉴于公立医院的观点。如果以一个坐标轴来表示"所有人"，那么非营利组织只是在"所有人"监督这个坐标轴上处于一个比较远的极端，这个坐标轴的另一端就是那些由一个或多个"所有人"亲自控制的企业，这些人都会积极地参与企业的经营管理，在这两种组织形式中间的企业虽然名义上是由企业某一类客户所有的，但事实上这些"所有人"并没有对企业实施有效控制，这些企业其实控制在那些管理人员手中，"所有人"对它们的影响十分有限。于是，在一个形式上有所有人的企业里，随着所有人的控制权不断地被稀释，这种企业与无所有人的企业（即非营利组织）之间的差别就渐渐地消失了。因此，投资者所有的大型上市公司的管理层与非营利组织的管理层并无差异，因为前者的股东也一样无法以表决的方式对企业和企业的管理者实现有效的控制。因此，在公立医院等非营利组织中，尽管不存在"所有人"，但是其治理结构问题上并不因此发生根本性变化[88]①。

但是，公司治理结构不能直接运用于公立医院，即公立医院如果建立法人治理结构，不能简单地依靠成立董事会、监事会等形式构成。但其深层次的问题仍可以通过建立适宜的治理结构和机制来激励及约束经营者体现出资人意志。那么公立医院出资人意志是什么呢？公立医院出资人目标区别于国有企业的保值增值，而是国民的健康绩效和公平。因此，只要治理结构和机制能够体现出资人的意志，即社会利益的最大化，那么它必然也是适用于公立医院改革的。因此，公立医院法人治理结构的关键问题在于公立医院治理目标的明确、合理的分权和授权及公立医院治理框架下激励与约束机制的建立。基于上述观点，本书在法人治理架构的基础上分析公立医院财权配置结构。

---

① 当然，非营利组织的治理结构与营利组织的治理结构相比较还是存在一定差异的，具体阐述请参见：金锦萍. 非营利法人治理结构研究. 北京：北京大学出版社，2005。

5.3　我国公立医院财务治理的基本结构和权利配置

财权配置模式奠定了财务治理的价值取向和一般逻辑，对财务治理体系各个部分及其之间的关系具有决定性影响。财务治理体系中，财务治理结构是财权配置的载体，财务治理机制是财权配置的调节装置，财务治理手段则是财权配置的具体体现，财务治理体系各个部分有效运作都要通过财权合理配置来实现。

5.3.1　公立医院的财权流结构

依据公立医院治理的基本框架及公立医院资金的来源和补偿渠道，本书从公立医院财务权利主体绘制了公立医院财权流结构图（图5-3）。通过图5-3可以看出，公立医院的收益、筹资、支付等各项财权权能分散在财政部门、发展和改革委员会、卫生行政部门及医疗保险部门。

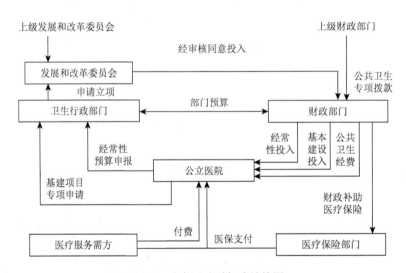

图 5-3　公立医院财权流结构图

5.3.2　公立医院财务治理的基本结构

公立医院的财务治理结构是财务治理发挥效力的依据。根据财务治理结构内容可划分为四个部分，即财务资本结构安排、财务组织结构安排、财务运营模式安排、财务机构岗位安排。财务资本结构安排在一定意义上是公立医院的产权制度安排、治理结构基本安排，初步反映了出资人所有权、法人财产权、债权人债权三者之间的制衡关系。财务组织结构安排类似于企业财务治理权在股东大会、董事会、经理层、监事会等权利组织部门间的分配，相应形成了所有者财务、经营者财务双层财务治理组织模式。财务运营模式安排是财权在公立医院内部经营者财务及以下层次财务部门之间的分配，是财权在组织内部的二次分配。依据组织基本组织模式，构建、形成合理集权、分权的财务运营模式，是财务治理发挥应有作用的重要基础。财务机构岗位安排也是财务治理结构的重要组成部分，财务机构岗位设置主要涉及公立医院稽查特派员、财务总监和总会计师等财务岗位的地位。本书中不涉及财务运营模式安排和财务机构岗位安排。

本书结合财权流结构图并基于公立医院法人治理架构进一步分析公立医院的财权分解与配置的过程和结构。随着产权的分离，财权的部分权能也随着产权主体和法人主体的分离而让渡和分离，它表现为某一主体拥有支配财力的权利，包括收益权、财务预算决策权、财政监督权、重大财务决策权等权能。公立医院的财权随着产权的分解而分解，而分解的过程便是对财权进行划分安排的过程。因此，公立医院财权分解和配置过程与结构如图 5-4 所示。

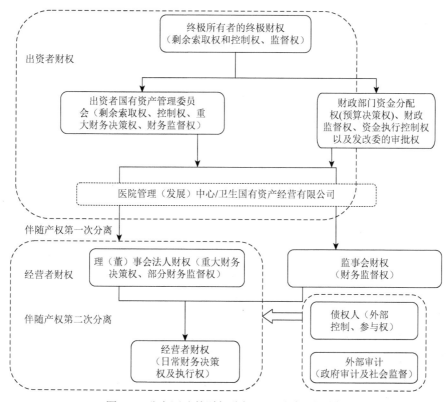

图 5-4　公立医院的财权分解和配置过程与结构

　　财权概念是从经济学范畴来界定的，它属于产权的范畴，表现为产权的部分权能，财权配置是公立医院财务治理的核心问题，有关财权的配置贯穿公立医院财务治理的全过程。

　　下面简单论述公立医院的产权基础。公立医院的产权与国有企业产权同属于一个历史的范畴，表现为两权分离的产物。公立医院财权同样起源于原始产权主体，与原始产权主体的权能相依附、相伴随。伴随着公立医院终极产权主体（原始产权主体）分离、让渡部分财产所有权权能，组合、派生出了法人财产所有权。随着产权的分离，财权的部分权能也随着原始产权主体与法人产权主体的分离而让渡和分离，这样原始产权主体在拥有剩余索取权的同时，也拥有收益权这一财权；法人产权主体在拥有占有权、使用权、处置权等产权权能的同时，也拥有了与此相联系的收益权、投资权等财权，而上述权利均属于产权权能的范畴。

　　终极所有权是指公立医院的所有者（投资者）对财产的最终占有权、收益权、处置权；法人财产所有权是指公立医院法人占有财产、使用财产和经营管理财产的权利，它是终极所有权的派生权利，最终受制于终极所有权。在现代社会经济条件下，产权的终极所有权与法人财产所有权的分离、法人财产所有权内部控制权与经营权的分离是存在于企业中的普遍现象。公立医院终极所有者保留了剩余索取权以及为维护剩余索取权而必须拥有的监督权和控制权，而将占有权、使用权和经营管理权下放给法人主体。

　　从委托-代理的角度来看，纵向的财权分为出资者终极财权、法人财权和经营者财权。出资者终极财权分为财务收益分配权、财务决策权和财务监控权。这是基于出资者在治理结构中所拥有的剩余索取权和剩余控制权而划分的。在公立医院财务治理结构中，出资者剩余索取权就表现为财务收益分配权，出资者剩余控制权就表现为财务决策权和财务监控权。剩余索取权和剩余控制权是由产权中的使用权和所有权演化而来的。Alchian 和 Demsetz 在其产权定义中阐明了这一观点，产权要素所具有的自愿的可分割性和可转让性，可以实现两种有益的专业化，有时称作分离，即行使有关资源使用的决策权，承担市场或交换价值实现的结果。前者往往称为控制权，后者称为所有权[23]。具体到公立医院就是对其收支结余的索取权和控制权。公立医院中的剩余特指医院的收支结余，这种结余不是医院的净收入，它还包含了医院一部分人力成本、职工福利基金和奖励基金。对公立医院而言，剩余索取权及剩余控制权主要指对公立收支结余的索取权和控制权，这是公立医院和企业的不同之处。

　　公立医院依法成立取得法人资格后，对出资者投资形成的资本金及其增值以及其在经营中负债形成的全部财产，依法享有法人财产的占有、使用、处置和相应的收益权利。占有权是出资人投入医院的资产，即成为医院的法人财产，被医院占有；使用权是医院对法人财产有进行投资、购置、管理、运营的权利；处置权指医院在授权范围内，对其拥有的法人财产有决定有偿转让、租借、抵押、报废的权利，但不涉及财产价值形态所有权的转移；收益权是在不损害他人利益的情况下，通过财产的经营取得经济收益，并自主决定其收入分配的权利。医院以其全部的法人财产，依法自主经营，对出资者的资产承担保值增值的任务。法人财产所有权拥有者掌管着公立医院资产的实际占有、处置和使用权，同时也拥有对下级经营管理者的监督权和控制权。

5.3.3　公立医院财务治理的权利配置

1）财权的主体及权能

出资者财务的目标是确保资本安全和资本增值，其中，确保资本安全是基础目标，而资本增值是发展和终极目标。出资者财务的基本行为主要是三个方面：一是投出资本，通过对外投资，形成或建立出资者与公立医院的资本联结关系；二是监管医院经营者运用好国有资本，以确保所投资本得到保值和增值；三是调整资本结构，进行重组、兼并、收购、联合等资本运作，规避投资风险，寻求资本的更大回报。

但对于政府举办的公立医院而言，资本增值并非其终极目标。如图 5-4 所示，国资委或卫生国有资产经营有限公司等作为公立医院的出资者代表，是以出资作为其基本财务行为的，不直接从事生产经营活动。出资者财务由出资人履行，着重于决定公立医院的发展方向和规划、重大投融资决策、重大资产重组决策、收益分配决策等，还要作为出资者对经营者财务行为进行激励和约束，综合运用重大财务决策机制、财务监控机制和激励约束机制，确保资本安全、资本增值和社会功能的实现。在这一点上，公立医院和国有企业是一致的。但公立医院与国有企业最根本的区别是：公立医院要为最广大的人群提供医疗服务、追求公益性目标，而不是为了索取投资回报。

国资委是政府授权代表国家履行出资人职责的机构。根据社会公共管理职能和所有者职能分开的原则，国资委专司监管国有资产的职责。国资委作为实际的公立医院出资者代表，应享有相应的剩余控制权、剩余索取权、重大财务决策权以及作为下一级委托-代理关系中委托人的财务监督权等。对于国有企业而言，国资委既要履行产权代表监督的职责，又要履行国家财务监督的职责。对于公立医院而言，主要集中于产权代表监督的责任。这也是非经营性国有资产与经营性国有资产的区别所在。因此，国资委作为公立医院出资者代表，在其财权结构中享有如下财权：重大财务决策权，即对公立医院产权转让、重大投融资、资产处置、收支结余处置等涉及所有者权益的重大事项进行决策；财务监督权，即对经营者财务进行监督，负责所出资公立医院的经营管理者的选聘和考核，向所出资医院派出董事、监事和财务总监等产权代表，通过绩效考核等方式对公立医院国有资产的保值增值情况进行监管。

国资委的成立标志着国家财务[①]的独立，根据国家财务管理体制论的观点，国有资本的产权代表——国资委及其下设的国有资本经营公司，是独立出来的国家财务的主体，拥有独立而完整的财权。但是本书认为国家财务本质上属于国有资本投入与收益分配活动，所以国家财务管理是对经营性国有资产的价值经营的管理，非经营性国有资产管理不属于国家财务管理的范围。[②]因此，尽管国资委从产权角度属于公立医院等非经营性国有资产的代表，但是从价值管理角度上，财政部门仍然是重要的治理主体。

因此，在公立医院财权配置结构中，存在一个特殊的部门，即国家财政部门。公立医院是指政府举办的纳入财政预算管理的医院，也就是国营医院或国家出钱办的医院。财政部门主要拥有的是相应的政府财政权，我国的财政部门目前担负着四个方面的职能，即资源配置职能、收入分配职能、调控经济职能和监督管理职能。财政部门对公立医院的财政权利主要有资金分配权（预算决策权）、财政监督权、资金执行控制权等。与此同时，发改委拥有对项目资金的审批权。

在公立医院财务治理结构中，出资者由于受自身知识、信息、运作等方面的条件局限，行使上述财权时有一定的客观限制，将其拥有的剩余财务控制权（财务决策权、财务监督权）通过委托-代理链分别授权给代表其利益的理（董）事会或监事会是十分必要的。如图5-4所示，在公立医院的治理架构中，由理（董）事会作为其最高决策机构，行使公立医院的法人财产权。但公立医院的法人治理是公共治理的理（董）事会，不同于企业的公司制度（凭股权在公司董事会里拥有表决权）。公立医院转变为直接面对市场的半官方的法人机构，因为它的最终所有权还是在政府的公共部门，这就是公立医院的法人化。

2）财权的配置及原则

本书还进一步明确了公立医院资产处置权、投融资决策权、收益分配权、资金管理权等。

（1）资产处置权。资产处置权属于出资者财权，理应归于国有资产管理部门。

---

① 所谓国家财务，就是社会主义国家作为生产资料所有者，对国有资产生产经营单位所进行的本金投入与取得资产收益的经济活动及其所形成的经济关系，它是国有经济财务的主导环节，也是国民经济价值运动的独立方面。国家财务作为国有本金（即国有资本，下同）投入与收益活动及其所形成的经济关系体系，有着独立的经济内容。参见郭复初.国家财务论. 成都：西南财经大学出版社，1991：31。

② 《国家财务论》一书中（第5页）指出，非经营性国有资产的价值管理应属于财政管理的范围。所谓价值管理，是指管理主体为实现管理目标，以货币为计量单位，对增量实物资产预算、采购、核销、登记、核算以及对实物资产存量清查核准、分类统计、处置等采取一系列管理、监督活动。所谓实物管理，是指管理主体为实现管理目标，对用于保障行政事业任务完成的各类实物资产采取一系列管理措施，使之处于良好状态的活动。

（2）投融资决策权。将公立医院的投资权收回政府及主管部门。为了更好地控制医院的融资风险，保持合理的资本结构，避免因融资不当危及医院运营和重大项目的融资、超过资产负债率安全线的举债融资等融资问题，有必要对公立医院的融资决策权的归属进行明确界定。从投融资决策权的属性看，应属于出资者财权的范畴。目前，公立医院的融资渠道相对单一，局限于政府财政补助、自有资金积累、引入社会资本及多种形式的贷款。其中，银行贷款在医院的经营发展过程中曾发挥过相当大的作用，也是目前各医院主要的外源性融资方式，但是，近年来医院盲目扩张的行为造成了大量的负债，并在偿债压力下将经营成本转给了患者，最终造成患者经济负担的加重。银行贷款这种负债经营模式的运用需要严格控制。《中共中央　国务院关于深化医药卫生体制改革的意见》明确提出严格控制公立医院建设规模、标准和贷款行为。政府办非营利性医院的目的在于提供安全、有效、方便、价廉的基本医疗服务，其发展规模更应当严格控制，对于医院用于基础设施建设的长期负债，应当予以严格的限制。在重大融资权方面，赋予医院理（董）事会的融资决策权仅限于：在资产负债率安全线内的限额举债（银行贷款的限额），如流动资金借款等。新医改背景下出台的《公立医院财务制度》进一步将融资决策权收回，例如，《医院财务制度》第十一章负债管理中明确规定了医院原则上不得借入非流动性负债，确需借入或融资租赁的，应按规定报主管部门（或举办单位）会同有关部门审批，并原则上由政府偿还。上述政策及财务制度的出台也是对公立医院投融资决策权归属的进一步明确。

（3）收益分配权。首先，实践中公立医院财务收益权归属问题是公立医院纵向财权配置中的关键问题。从组织运营目标来看，保持非营利运行的公益性是医院法人治理的出发点和归宿。非营利医院必须以公共利益为运行的根本，不得向出资人和任何人分配非营利医院的结余。剩余索取权是收益分配优先序列上"最后的索取权"。公立医院属于非营利组织，与营利组织剩余索取权有本质区别，其出资人不得对医院运营所得结余进行任何形式的分配。从该意义上讲，公立医院的收支结余使用权限应该下放，目前上海等地试行的全面推进公立医院试点改革中已将经济分配权、年度预算执行权等医院的管理自主权下放给院长。但是，公立医院作为非营利组织的收入只能用于自身的发展，不能用于分配、向外投资或用于投资人的经济回报（对内部职工工资的自主调整应在国家核定的工资总额不变的前提下）。在规范了公立医院投资决策权、融资决策权的前提下，公立医院收支结余的使用也将进一步规范。

（4）其他各项公立医院财权归属。发改委拥有公立医院财政项目资金的审批权，公立医院拥有资金管理权，总会计师作为出资者的委派代表，履行国有资产监管职责，同时协助院长负责医院财务管理；对经济运行情况实行财务监督，拥有大额资金支出的联签权，参与医院的重大经济事项决策。

　　此外，在建立了法人治理的公立医院内部，法人财产权还将进一步分离。法人财产权中的控制权与经营权发生分离，产生了经营者财权。公立医院院长及其经营管理班子行使对公立医院财产的使用、占有和一定范围内的处置权。

　　3）横向的财权配置

　　公立医院出资者财权配置可以概括为三个层次：财务决策权、财务监督权和财务收益分配权。终极所有者代表（如国资部门）享有公立医院名义上全部财务权利，包括财务决策权、财务监督权和财务收益分配权。受自身执行能力等方面限制，终极所有者只保留财务收益分配权和部分财务监督权。但对于公立医院而言，由于其非营利性属性，其出资人不得对医院运营所得结余进行任何形式的分配。因此，理论上终极所有者和经营者均不享受收益分配权。同时，终极所有者代表将财务决策权授权于理（董）事会层次。理（董）事会经过授权，行使重大财务决策权，同时享有部分财务监督权，负责对医院院长的选聘和监督等；监事会或类似机构经过国资委授权，行使财务监督权，监督理（董）事会和管理层的行为；医院管理层在执行理（董）事会财务决策权的基础上，享有具体的日常财务决策权和财务执行权；而财务经理（财务部门）具有直接的日常财务处理权和财务执行权。

　　公立医院的法人财权也可细分为财务决策权、财务监督权和收支结余处置权。根据"三权分离、相互制衡"思想，公立医院在法人治理架构下的法人财权分解为财务监督权、财务决策权、财务执行权，在财权配置中应使三者相互平衡。三项权利分属于监事会、理（董）事会和经理层。三者之间出现任何一种失衡情况，都会导致其财务治理效率降低甚至失败。在这三项权利配置中，财务决策权配置一般居于核心地位。决策权可以根据财务事项的性质和金额大小，进一步细化为重大决策权和日常财务决策权。这种对决策性财权的细分可以便于实施分层管理和保证决策的有效性。

　　在公立医院财务治理构架中，出资人财产所有权与法人财产所有权并未完全分离，即理（董）事会同时拥有着出资人财产所有权与法人财产所有权。为了在医院内部塑造一种监督约束机制，实现决策的高效率性，理（董）事会又将法人财产权进一步委托给经营者（院长即委托-代理契约的受托方），从而在医院内部实现了出资人财产所有权与法人财产所有权的分离，理（董）事会实际掌握着出资人财产所有权，经营者则取得了法人财产所有权，由此便在医院内部形成了理（董）事会的决策督导权与日常经营管理和实际执行权彼此制衡分立的格局及机制。在每个层级中，财务决策权有不同的定义。财务决策权往下可以细分为重大财务决策权、日常财务处理权和财务执行权。重大财务决策权和日常财务处理权及财务执行权分属于国资委、理（董）事会及经理层。

　　财务监督权是基于法人财权的委托-代理关系而产生的对代理人行为进行监

控的权利,财务监督权的分层设置与委托-代理中的层级有直接对应性,当某一管理层将财务决策权或财务执行权向下一层分解和委托时,该管理层自然就拥有了对下一层进行财务监督的权利。因此,财务监督权因决策权和执行权的逐级分解、委托而向下延伸。财务监督权主要体现为财务过程监督和财务结果控制,由财务外部监控和内部监控两大体系构成,以充分保护各利益相关者的基本权益。

在公立医院财务监督权体系中,审计机关是外部监督的重要主体。审计监督作为国民经济监督体系的重要组成部分,由于其对各种经济监督的再监督而居于较高层次。国家审计机关由于宪法赋予它的法律地位,独立性较强,具有行政处罚的权利,因而在对公立医院实施审计监督中处于监督主体的地位。《中华人民共和国宪法》规定"审计机关对国务院各部门和地方各级政府的财政收支,对国家的财政金融机构和企业事业组织的财务收支,进行审计监督"。《中华人民共和国审计法》的有关条款作出了以下规定:审计机关对国家的事业组织的财务收支进行审计监督。因此,公立医院在营运过程中分别形成各自的财政收支和财务收支,审计机关既要对这些财政投入进行绩效审计,同时负责对公立医院的财务收支、投资、预算决算、基建项目等方面进行审计。

在公立医院财务治理体系内部,现行的内部监督机制包括对资金运动实施监控的财务总监制度和对经营过程实施监控的监事会制度。财务总监制度是国家以所有者身份凭借其对国有资产的绝对控制地位,向国有大中型企业等国有资产部门直接派出财务总监的一种管理制度。国有资产经营公司或国有资产监督管理委员会授权财务总监对所辖公立医院的财务实施监督,财务总监通过参与医院财务战略的制定、实施,实现对国有资产的监督。

公立医院外部财务监督包括群众监督、社会监督和舆论监督等,如注册会计师审计监督制度。注册会计师站在第三者的立场上(必须确保在社会经济中处于独立性地位、要避免政府的行政干预),依据有关法律法规和审计职业道德的要求,对公立医院财务收支的合规性、合法性、合理性,做出真实、公允的评价,并客观、公正地发表审计意见,是会计信息质量的重要鉴证者。此外,社会公众监督制度包括新闻媒体作为社会舆论的工具,具有公共权利机构的某些特征,而且有着一个诸多权利机构所没有的权利——监督报道权及信息传递权。同时借助全社会的力量,如邀请人大代表、政协委员、患者代表等对医院医疗收费、资产管理等情况进行监督,以提高医院经营行为的公正性、透明度。公立医院的外部财务监督不仅要利用各种有形的法定机构和制度,而且要善于利用各种无形的经济规律,充分发挥社会、群众和舆论的监督作用,共同构成财务监督网络体系。

第6章 我国公立医院财务治理绩效评价指标体系研究

6.1 财务治理绩效评价的基本理论问题

6.1.1 财务治理绩效评价研究的视角

公立医院财务绩效评价是公立医院绩效评价的重要组成。公立医院财务治理绩效评价研究首先需明确两个基本问题：第一是为什么要对公立医院财务治理绩效进行评价的问题；第二是公立医院财务治理绩效评价的主体（谁来评价）、客体（评价对象与范围）及方法（如何评价）的问题，而评价主体不同，其评价的目标、范围及结果也会不同。只有解决为什么要对医院财务治理绩效进行评价，才能解决由谁来进行评价、评价什么、如何进行评价等一系列问题。

1）为什么要对公立医院财务治理绩效进行评价的问题

笔者认为，公共财务受托责任是公立医院财务治理绩效评价的基石，它不仅构成了公立医院财务治理绩效评价的基本动因和内容，而且其关系链的具体构成是确定公立医院财务治理绩效评价主体和对象的基本依据。

公共财务受托责任（public financial accountability）主要指经营管理公共财产的机构或人员有责任汇报对这些财产的经管情况，并负有财务管理和计划项目方面的责任[89]。它的产生主要源于民主社会制度的建立，源于民主社会里公共权利的让渡而形成的委托-代理关系[90]。在民主社会里，政府要行使公共权利、提供公共产品和服务需要耗费一定的资源，必须以一定的形式和程序为其行使公共权利提供资源保障，于是政府以公共预算的方式，通过征税等渠道从社会公众那里取得公共资源来提供保障，并由此形成政府对公共资源的使用和管理的受托责任[91]。

公共财务受托责任是存在于公共领域特殊形式的受托责任，它不同于企业财务受托责任[92]。企业财务受托责任的产生源于所有权与经营权的分离所形成的委托-代理关系，并且企业以营利为目标，所以委托人（股东）可以从企业披露的财务报告中获取投资回报率等财务指标来评价代理人（经理层）的业绩，从而解除代理人的财务受托责任[93]。而公共财务受托责任的产生源于社会公众部分财产权的让渡而形成的委托-代理关系。这种委托-代理关系一般具有两个基本特征：一是委托-代理链条长、具有多层次性；二是长期契约。因此，与企业财务受托责任相比，公共财务受托责任更加复杂，也更容易产生各种各样的代理问题。公共财务受托责任的这些特征决定了其解除的复杂性，而绩效评价体系的建立能有效解决这一难题。

从受托责任的含义来看，它的本质其实就是一种结果导向的责任管理。而关于责任，《国际公共政策与行政百科全书》中这样定义：责任是一种关系，在这种关系中，个人或单位在被授权的行动中，有义务向授权者回答有关授权行动绩效的问题[94]。英国的富尔顿报告也认为，责任管理就是要"使个人和单位对已得到尽可能客观评价的绩效负责"；它的实现依赖于"在政府部门内部确认或建立责任单位——这些单位的产出能够被尽可能客观地加以考核，同时这些单位中的个人则可以以个人的名义对自己的绩效负责"[95]。

因此，公立医院的财务受托责任的归宿在于绩效评价。而公立医院财务绩效评价又涉及政府公共部门绩效目标的确定、绩效指标的设计以及绩效报告（包括绩效信息的披露）等一系列的工作。责任管理的归宿在于代理人对绩效负责，受托责任的归宿在于绩效管理。而具体到公共财务受托责任，它的归宿就在于政府公共部门绩效信息的全面披露与评价。一方面，政府公共部门（代理人）可以通过向选民（委托人）披露绩效信息，公开解释、说明其使用权利和资源的方式及效果；另一方面，选民（委托人）可以通过分析与评价政府公共部门的绩效信息，对政府公共部门公共财务受托责任的履行情况进行考核，这种考核可以使医院与政府监管机构之间通过合同的方式来实现对所有者的责任，合同主体包含财务绩效的相关指标，当政府公共部门绩效符合选民的预期或既定标准时，政府公共部门就可以解除其承担的公共财务受托责任。

因此，对于公立医院而言，委托人和代理人之间的公共财务受托责任关系是其财务治理的最终归宿，而财务治理绩效评价的根本就在于塑造对利益相关者更负责、更有效履行公共财务受托责任的财务治理体系。从受托责任的内涵角度来看，公立医院财务治理绩效评价的本质就是一种结果导向的责任管理，责任管理的归宿在于代理人对财务治理绩效负责。

2）公立医院财务治理绩效评价的主体、客体及方法的问题

众所周知，我国公立医院内外部存在多个层次的委托-代理关系。公立医院的受托责任关系链包括政府与公立医院的受托责任关系链和公立医院内部的受托责任关系链。从理论上说，在公立医院的公共财务受托责任关系链中，各层次的委托人（或其代表）均可以成为公立医院绩效评价的主体，与之相对应的每一层次的代理人则构成了绩效评价的对象。这些委托人与评价对象之间存在公共资源或经营管理上的委托关系，因而都有权对代理人的绩效进行评价。因此，公立医院财务治理的绩效评价体系大致可以分为两部分：一是财务治理结

构中上一层次对下一层次的绩效评价，属于内部评价；二是社会公众（或其利益代表）对于公立医院财务治理的绩效评价，属于外部评价。而由于评价主体的不同，内部评价和外部评价对于公立医院财务治理绩效的要求及评价方式也有所不同。

在公立医院的委托-代理链中，不仅各级财政（国资）与公立医院之间存在经营上的委托-代理关系，从中央到地方的各级财政（国资）部门之间也是一种监管上的委托-代理关系。也就是说，尽管相对于公立医院自身来说，各级政府属于委托人，但从宏观层面看，作为绩效评价主体的各级政府与作为评价对象的公立医院同样具有代理人的属性。在这种情况下，作为委托人的国有资本利益代表和作为代理人的公立医院的经营者没有本质上的利益差别，从而使其从所有者角度对经营者进行评价的动力不足。不仅如此，仅强调以各级政府部门作为公立医院财务治理绩效评价主体，还存在以下缺陷：评价主体作为公共责任受托人，与公立医院之间存在千丝万缕的联系。医院的经营绩效越优越，表明其所属政府的工作政绩越好，否则反之。政府与公立医院的这种关系不利于政府站在公正立场，以客观的态度对公立医院财务治理绩效实施评价。因此，社会评价在绩效评价中的主体地位相对独立，其评价结果也更为客观。

所以，本书中公立医院财务治理绩效评价立足于外部评价视角，也就是从社会角度建立公立医院财务治理绩效评价指标体系，并在此基础上对公立医院各个层次的治理主体的财务治理绩效进行综合评价。

6.1.2　财务治理绩效评价涉及的范围

公立医院的医疗服务提供过程均与财务相关，但是财务治理改革不能解决公立医院目前存在的所有问题，财务治理绩效评价单一手段也不能使公立医院成为政府和老百姓价值体系中的理想医院。因此，财务治理绩效评价研究需要对其涉及的范围进行界定。本书将公立医院宏观及微观管理活动按照其与财务治理的关联度进行核心领域、相关领域及边缘领域的划分，如图 6-1 所示。其中，与财务治理结构、机制密切相关的领域将作为财务绩效评价的核心领域。公立医院财务治理绩效的评价是对财务治理涉及的核心领域的绩效进行评价，宏观视角包括卫生规划与资源配置、国有资产管理、医院经济运行监管；微观视角包括医院内部经济运行与财务活动。公立医院财务绩效评价不涉及相关领域及边缘领域，例如，公立医院补偿机制、医疗服务与药品价格以及医院内部的药品、设备、技术、人力管理等均不属于本书中财务治理绩效评价的范畴。

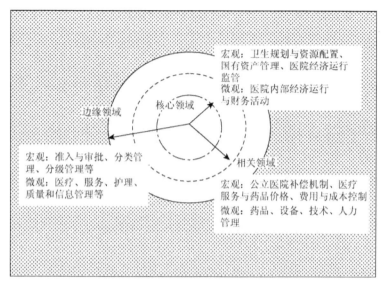

图 6-1　财务治理与公立医院管理相关领域的关系

6.1.3　财务治理评价指标体系基本维度的构建

　　财务治理评价指标体系基本维度的构建分析首先要明确公立医院财务及财务治理的目标。本书认为公立医院财务及财务治理的目标需从财务活动工具性和价值性的两个层面来描述。公立医院财务主要涉及筹资、投资、资金日常营运和收益分配。首先，财务活动本身就必须有目标。例如，医院发展离不开资金，医院的每一项资金来源同样要付出一定代价，医院的生存目标要求财务活动力求保持以收抵支和偿还到期债务的能力等，使其能够长期、稳定地生存下去。同时，财务目标是取决于和服务于公立医院的目标。从这个层面上来讲，公立医院财务治理评价就要超越财务活动本身。当公立医院营利性与公共责任相冲突时，应该服务于公共责任。从这个意义上来说，公立医院财务目标与公立医院本身目标应是一致的和相关的。

　　公立医院财务治理的不同层次的主体有政府、国有资产管理部门、财政部门、监事会、理事会、院长等。财务治理的主体不同，其主要责任及目标则不同，因此产生的财务治理绩效评价指标也有所不同。不同的治理主体对于公立医院财务治理的层次、责任及目标如下（表 6-1），其中，部分主体权限在第 5 章中已详细阐述。

表 6-1　公立医院财务治理的层次、责任与目标

主体	主要责任	财务治理的目标	关注重点
政府	对公民的健康负责，为群众提供安全、有效、方便、价廉的医疗卫生服务	实现资本结构优化，控制财务风险	社会满意、非营利性、信息公开

主体	主要责任	财务治理的目标	关注重点
国有资产管理部门	监督国有资产管理	重大财务决策，实现国有资产的安全、质量、利用效率和贡献率	非营利性、资产绩效、信息公开
财政部门	管理国家公共支出、预算管理；监督预算执行、成本控制；监督财政资金投入和使用情况、财务管理状况；监督资产配置、使用、处置及其收益管理情况	财政收支平衡	财务风险、信息公开
监事会	对政府、国资委、财政部门负责；监督经济及财务运行；监督理事会和经营层	实现国有资产的安全、质量、利用效率和贡献率	非营利性、资产绩效、信息公开
理事会	对国资委、财政及政府负责，监督经营层；对日常财务进行适宜的决策	优化资本结构、降低筹资风险、财务风险和营运成本	资产绩效、财务风险
院长	对理事会负责；财务决策执行权	经营绩效最大化	财务风险

（1）政府。坚持公共医疗卫生的公益性质，以低成本、高质量的医疗服务履行增进人民健康、提高国民体质的社会责任，彰显人文主义关怀和社会主义制度的优越性，提高全民健康水平，改善人民福祉是国家设立公立医院的根本目的所在。政府对于公立医院治理及财务治理的终极目标应该是为居民提供安全、有效、方便、价廉的医疗卫生服务，同时实现公立医院资本结构优化，控制财务风险。

（2）国有资产管理部门。国资委是国务院授权代表国家履行出资人职责的机构。根据社会公共管理职能和所有者职能分开的原则，国资委专门承担监管国有资产的职责。在坚持国家所有的前提下，建立中央政府和地方政府分别代表国家履行出资人职责，享有所有者权益，权利、义务和责任相统一，管资产和管人、管事相结合的国有资产管理体制。国资委拥有公立医院出资人权利并拥有重大财务决策权。其中，资产的管理是实现医院财务管理目标的重点，包含资产安全与质量、资产利用效率和贡献率等。

（3）财政部门。与卫生领域相关，财政部门有预算管理、财政补助、财政收支监督的职能。财政部门的主要责任是实现预算收支平衡，监督预算执行、成本控制；监督财政资金投入和使用情况、财务管理状况；监督资产配置、使用、处置及其收益管理情况。对公立医院而言，其财务治理的核心目标是实现财政收支平衡。

（4）监事会。监事会对政府、国资委、财政部门负责，监事会对公立医院的经营管理、财务管理和医疗服务行为进行监督，监督经济及财务运行情况，并监督理事会和经营层，以实现国有资产安全、高质量、高利用效率和高贡献率。

（5）理事会。理事会财务治理的目标围绕公立医院中长期发展展开，公立医院管理层围绕其长期战略目标，建立财务治理目标，包括：①通过合理的财务规划与资金管理，公立医院应建立合理的资本结构，使资产负债率维持在合理水平；②在保证医院正常运转所需资金的前提下，寻求筹资风险和筹资成本的最优组合点，以较少的资金成本和较低的筹资风险筹集所需资金；③同时注重降低财务风险，依据行业特点确定合理的流动比率和速动比率，保证公立医院资金的流动性和支付能力；④降低营运成本和患者就医成本，公立医院应强化成本核算，合理确认和准确计量医疗服务的各项成本和费用，分析各项成本的组成，针对医疗成本和费用构成中存在的问题，在保证医疗质量的基础上采取相应措施降低医疗成本，实现合理盈利。通过实现上述目标促进医院稳定发展，为患者提供优质、高效的医疗服务，切实履行公立医院肩负的社会责任。

（6）院长。院长对理事会负责，拥有日常财务决策执行权，具体组织医院财务管理活动，如资金调度和结算权、资产管理权、成本费用开支权等，其财务治理的目标是实现经营绩效最大化。

公立医院财务治理主体的多元化和行为的复杂化决定了其财务治理绩效评价的内容及指标的多样性，要构建一个具有系统性、逻辑严密的评价体系，就应选择从特定的角度来评价相关的内容。公立医院财务治理绩效评价维度的思考要从公立医院的目标角度确立。结合上述公立医院不同财务治理主体的治理目标，概括出公立医院财务治理评价指标的基本维度如下：其相关的评价内容包括非营利性、财务责任、资产绩效与财务风险、财务信息披露质量和社会满意。将公立医院财务治理评价指标体系划分为不同维度，既可以评价其总体绩效，也可以评价其某一方面，可以从不同层次分析出财务治理的问题所在。

1）非营利性

公立医院的重要特征之一是不以营利为目的，是为社会公众利益服务而设立和运营的医疗机构。从组织运营目标来看，保持非营利运行的公益性是医院治理的出发点和归宿。禁止分配原则是确保非营利组织的非营利性的重要阀门。禁止分配原则要求非营利组织的剩余利润不在分配之列，所有的剩余收益都必须留在非营利组织内部，用于支持组织从事其章程所规定的业务[88]。不以营利为目的，医院的收入只能用于弥补医疗服务成本，实际运营中的收支结余只能用于自身的发展，如改善医疗条件、引进技术、开展新的医疗服务项目等。同时，公立医院的非营利性决定了其主要提供基本医疗服务并完成政府交办的其他任务，同时享受同级政府给予的财政补助、执行政府规定的医疗服务指导价格、享受相应的税收优惠政策。公立医院作为非营利组织，与其他医院最主要的区别在于所获利润的分配和使用。衡量公立医院财务治理绩效首先需要对其非营利性进行评价，即收支结余的主要用途和去向。

2）财务责任

财务责任的评价维度主要是评价公立医院财务合法性、规范性、财务部门组织设置的合理性及公立医院负有的公共责任。医院财务责任的落实需要通过建立公立医院法人的财务责任评价机制，包括建立公立医院法人的财务责任评价指标体系和公立医院法人的财务责任评价制度，通过财务责任评价促进医院国有资源的合理、规范利用，促进财务治理组织体系的完善和规范。

3）资产绩效

对于包括公立医院在内的非经营性国有资产的绩效评价，国内目前还没有完整、系统的评价体系。因为非经营性资产不以营利为目的，从而其产出收益难以量化，并且由于处在非竞争性领域中，经费主要来源于国家财政拨款，所以缺乏绩效评价的主动性和迫切性。但是，正是因为没有科学合理地对非经营性国有资产的运行绩效进行研究，所以公立医院的国有资产管理体制的建立缺乏事实基础，进而影响了社会经济的正常运行。

公立医院属于非经营性国有资产范畴。经营性资产以保值增值作为目标，通过考核资本的盈利能力、偿债能力等来反映资本的绩效水平。非营利性资产的绩效评价应该以公共福利最大化为目标，而公共服务的社会效益难以以货币计量，因此比评价经营性资产价值难度高。

本书中对于公立医院的资产绩效评价，主要结合国有资产管理的目标，即实现国有资产的安全、质量、利用效率或效益和贡献，来对公立医院资产绩效评价设置相应的评价指标。对于国有资产绩效评价，通常以保值增值作为首要标准。如果承认对于国有资产管理绩效的评价应该放在全局的而非局部的天平上来进行，我们将对公立医院资产管理绩效评价问题产生进一步重要的结论，那就是绝不能仅仅根据存量国有资产账面会计价值的增减程度作为绩效评价的标准。因为当国有资产发生增值时，必然同时会发生相应的成本损耗，只有当确信国有资产的保值增值是增进社会效率的最优方案时，这种保值增值才是应被肯定的[96]。本书认为：对于公立医院而言，片面的"保值增值"会产生淡化公立医院的公益色彩、助长医院盲目扩张、浪费有限卫生资源等弊端。要考量资产增值带来的社会效益的大小，即所提供医疗服务的多少，进而考量国有资产的成本效益。因此，可以考虑采取收益/资产的成本等投入产出绩效指标来评价公立医院的资产绩效。这里重点是如何衡量公立医院收益的问题，不能简单地以收入指标作为公立医院的收益评价工具，更应当考量其社会效益方面。

4）财务绩效与财务风险

拓宽资金筹措渠道，降低运营成本，保证合理收益，是解决政府资金投入不足，产生良好经济效益，减轻患者负担，实现公立医院可持续发展的保证，也是公立医院的财务目标。尽管营利不是公立医院的组织目标，但并不意味着公立医院作为非营利组织可以不追求财务绩效。相反，如何更有效地利用组织资源达成组织使命，理应是公立医院的自觉追求。公立医院的财务绩效是满足收支平衡条件的财务资源产出最大化，具体包括其一定期间的盈利能力、营运能力、偿债能力和发展能力。

财务风险的范畴是一个广义的概念。就其内容来说，财务风险是指医院在各项财务活动过程中，由各种难以预料或无法控制的原因，造成实际财务收益发生差异和经济损失。医院的经济活动过程（筹资、投资、运行等）中可能出现的风险包括筹资风险、资金回收风险、投资风险等。其中最主要的是筹资风险，例如，负债经营拓宽了医院资金的来源渠道，解决了医院资金不足的现实问题，增强了医院参与市场竞争的能力，但负债越多，资产负债率越高，相应的风险也就越大。其次是资金回收风险，医院的流动资产占医院资产的比重较大，因此公立医院也应着重关注流动资产可能引发的财务风险。医院流动资产的重要组成部分有医疗应收款、应收住院患者医药费和其他应收款等，这些需要快速周转才能保证资产有较强的流动性，短期偿债能力增强才能降低财务风险。

5）财务信息披露质量

信息公开是公立医院治理改革的现实基础，是建立激励与约束相结合的内外部治理机制的前提。公立医院以财务信息管理为突破口，推行医院信息公开制度，接受社会监督。财务信息公开披露是出资人财务监督管理的重要内容，是深化公立医院财务治理改革和发展的方向，对于实现公立医院财务治理具有重要意义。公立医院的财务信息披露制度可以借鉴美国管理学家 Regina E. Herzlinger 提出的 DADS（披露-分析-发布-惩罚）模式。要求公立医院披露自己的经营业绩、财务信息及工作效果，加强其业绩信息的透明度，并对这些信息进行认真分析，然后定期向公众发布这些信息及分析结果。政府监管机构应对不遵守以上规定的公立医院给予适当的制裁或惩罚。

让公立医院定期、真实地向社会公众公布财务信息，是一项难度大、技术性要求高、政策性强的工作。既要探索公立医院的财务信息披露办法，并通过相应的政策法规，作为一项制度确立下来；同时要培养胜任工作的专业人士，培育中介机构和选择有针对性的媒体，建立有效的信息传播机制，并向社会公众普及相关知识。另外，财务信息披露还要结合国家出资人财务监督及政府审计监督工作，对公立医院财务信息公开披露的质量进行跟踪评价，逐步建立和完善公立医院财务信息公开披露制度。在此框架下的公立医院信息公开程度评价难以用一两个指标来衡量，本书试图在此方面做初步探索。

医院财务信息披露质量具体包含信息披露的真实性、公开性和合规性。医院财务信息公开的内容应包括如下几项。①基本财务信息：包括医院经济规模、基本财务状况（资产负债情况、收支情况）等。②预算及成本核算情况等。③财务绩效分析：包括盈利能力、营运能力、偿债能力、发展能力等。④工作效果：医疗服务的数量、质量及患者满意度。由医疗机构与卫生行政部门共同发布医疗财务信息，把量化评价结果在指定媒体上公布。医院内部财务信息可作为管理者考察评价财务工作的主要依据，为医院解决财务问题、改善经营状况提供参考；对于医院外部，财务信息是相关部门对公立医院进行监管、间接管理国有医疗资本及其财务运行的有效途径。

公立医院应该以财务信息管理为突破口，严格医院预算和收支管理，加强成本核算与控制，推行医院信息公开制度，接受社会监督。因此，医院经营者必须树立通过建立财务绩效评价指标体系可以传递财务绩效的意识；还能通过指标值的变化，预测医院财务风险并主动发现问题，以便采取有效应对措施来防范和化解财务风险。

6）社会满意

社会满意是公立医院财务绩效评价的最终归宿，因此也应该作为财务治理评价的基本维度。基于医院财务治理的社会评价的具体测评方法主要是针对门诊和住院患者的体验评价。社会满意还可以进行同行声誉评价测量，同行声誉评价有利于解决医疗领域的信息不对称问题。

6.1.4 公立医院财务治理绩效评价指标的选择

财务治理评价指标体系是公立医院财务治理绩效评价的工具，公立医院财务治理绩效通过评价工具进行量化，而指标的选择是构建评价指标体系的重点。

1. 基础性指标选择的标准

构建公立医院财务治理绩效指标体系，首先是确定公立医院财务绩效评价的基本维度，其中评价指标包括定性指标和定量指标。

传统医院业绩评价系统主要应用定量指标，因为定量指标比较准确。定性指标虽然具有较大的主观性及不确定性，有时还不容易获得，但因其具有较高的相关性、可靠性，且可对数据进行趋势预测，所以将其引入来弥补定量指标的缺陷，使绩效评价系统更具现实价值。因此，公立医院财务评价指标体系应该是综合了定量指标和定性指标的财务绩效评价指标体系。本书的财务治理指标体系除了选择会计类指标，还选择了反映财务规范性的定性指标，并且力求将这些定性指标加以量化，使得公立医院财务治理绩效评价指标体系更加全面。

国内在卫生领域的绩效评估研究大多以具体的组织机构绩效评估及卫生项目或活动绩效评估为主，常用的是 Donabedian 的经典分类方法，即把绩效分成了结构（structure）绩效、过程（process）绩效和结果（outcome）绩效[97]。目前的财务绩效评价指标重结果、轻过程，绩效评价更多地注重结果评价，忽视过程评价与考核。因此，本书设计部分财务绩效过程评价的指标，侧重对公立医院财务治理结构、机制及财务规范性进行评价。

另外，本书选择了会计类指标和非会计类指标的结合。公立医院财务治理评价中包括公立医院财务风险、资产绩效等方面的指标，需要通过财务指标反映出来。财务责任与规范、信息公开等需要结合非财务类指标进行综合评价。本书指标的选择主要还是会计类指标。因为随着公立医院会计制度和财务制度的完善，其会计类指标的质量和可靠性会越来越强。

2. 设计思路与指标构建原则

本书认为公立医院财务治理指标体系构建原则如下。

一是财务指标与非财务指标相结合的原则。公立医院财务治理绩效评价同样需要效益和成本等财务指标，这可以直接映射其财务治理的高效率与低成本。另外，还需考虑组织使命因素，需要把服务能力等非财务指标作为衡量其财务绩效的手段。

二是可比性和可操作性相结合的原则。可比性和可操作性是设计公立医院财务治理绩效评价指标体系必须考虑的重要因素，离开了可比性和可操作性，再科学、合理、系统、全面的绩效评价指标体系也是枉然的。

三是定量分析与定性分析相结合的原则。定量指标较为具体、直观，评价时可以计算实际数值，而且可以制定明确的评价标准，量化的表述使评价结果给人以直接、清晰的印象。但不是所有反映公立医院绩效的因素都能够量化，那么就需要设计定性的指标予以反映。这些定性指标不仅可以弥补定量指标的不足，还可以纠正过于强调定量指标而对公立医院长远利益所带来的负面影响，定量与定性相结合可以使公立医院绩效评价指标更具综合性和导向性。

四是坚持经济效益和社会效益统一的原则。公立医院财务治理绩效可分为社会效益和经济效益两个方面，两方面既相互联系，又相互区别，是对立统一的关系，取得经济效益是为了实现社会效益，没有经济效益也就谈不上社会效益，背离目标的经济效益必然损害社会效益。因此，公立医院财务绩效评价要把两个效益有机地结合起来。

3. 基础性指标的选择

1）非营利性指标的选择

评价公立医院的非营利性，可以利用净资产增长率和净资产收益率的关系变化来判断医院的经营性质，根据以上两个关键指标提出了判定医院非营利性的指标，如果医院的净资产收益率小于净资产增长率，表明该医院的收入用于了发展建设，因此才会导致净资产增长率高的现象[98]。

净资产增长率是评价医院资产保值增值的重要判断指标。一般来讲，医院的业务收支结余到年底要通过一定的结转形成待分配结余，扣除事业基金的损失后全部转入下年度的事业基金中，因此，如果一所医院的业务结余全部结转到事业基金中，那么将形成下年的经济积累用于事业发展而导致净资产的增加，而如果业务收支结余没有结转到事业基金中，将导致净资产的减少。因此，利用净资产增长率的变化可以反映出医院是否真的将业务收支结余用于医院发展中[98]。

2）财务责任指标的选择

该评价维度主要评价财务合法性、规范性。合法性维度主要指医院的各项财务活动是否遵守国家财经法规情况，结合新《医院财务制度》与《医院会计制度》，对医院各项财务管理的合法性进行评价。其中，规范性主要侧重于对公立医院财务治理相关的预算、决策层面，也包括具体的内控流程的规范性。此外，医院是否将其流程做细分，每个流程是否有规范的操作程序也是评价财务规范性的重要方面。流程管理具体包括资产管理、现金（含银行存款）收支流程管理、存货管理、成本核算、采购及应付账款管理、销售及应收账款管理等。

该维度的考量包括定性指标和定量指标。

（1）定性指标：包括遵守国家财经法规情况；重大经济事项集体决策；财务收支的合规性、合法性；内部控制制度的健全及执行情况、机构设置及人员配备合规合理性等。本书设计了以下指标：是否按照国家有关规定，科学、合理地编制财务预算，并对预算执行过程进行有效控制与科学管理；会计基础工作是否符合规范；财务核算是否符合医院财务和会计制度及国家有关财经法规的规定。

（2）定量指标：包括医院计划（预算）的执行完成情况，如预算执行率、预算收入和预算支出执行率、财政专项拨款执行率等。

3）资产绩效指标的选择

评价公立医院的资产绩效最重要的是资产的安全、质量、效率和贡献率。资产安全是公立医院运营发展的前提条件，是出资人利益的保证。资产效率是指资产利用和配置的合理性。资产贡献率主要是公立医院为社会提供公共服务的数量和质量。但是还需借助于公共管理领域特有的成本收益分析法，创造性地设计一些绩效指标，从而把握国有资产管理中的成本效益。

资产绩效指标反映的是资产安全完整、资产结构优劣等情况的指标，通过这类指标，可以评价资产占有使用单位是否维护了国有资产的安全、完整，资产是否流失；同时，可以评价资产结构是否合理，资产是否得到了有效配置。它由以下几个具体指标构成。

（1）资产安全与质量方面。可用资产完好率、可用资产率、事业资产率、坏账损失率等指标评价。资产安全完好率是指账实相符的安全完好的资产占总资产之间的比率，是反映资产安全性的核心指标。1–资产安全完好率则表示账实不符的资产比率。账实不符的资产包括有账无物的资产和有物无账的资产。有账无物的资产已实际流失，有物无账的资产也是由于资产管理不当，资产可能随时流失，因此，两者都不能作为安全完整资产。可用资产率是指具有完整的使用价值已投入或随时可投入使用的资产占总资产的比率，是反映资产质量的重要指标，1–可用资产率则表示废旧资产占总资产的比率。事业资产率是指资产中用于公共事业的资产占总资产的比率，反映对资产的配置是否合理，资产结构布局是否以事业发展主业为主。1–事业资产率表示非事业资产占总资产的比率。应收账款率表示流动资产中的应收账款比例。坏账损失率表示应收账款中的坏账损失比例。由于未实行坏账准备与坏账核销制度，很多应收账款实际已成为坏账，但并未作销账处理。因此，在计算坏账损失率时，应按会计制度坏账的确认方法，将超过一定账龄的应收账款视为坏账损失。新《医院财务制度》中规定坏账损失率在2%～4%[99]。

（2）资产效率与效益方面。可以采用资产收益率、净资产收益率、固定资产收益率、流动资产收益率等指标评价。资产收益率反映医院资产的利用水平，引导医院加强资产管理，提高业务收入。净资产结余率是评价医院净资产及其积累获取结余水平的最具综合性与代表性的指标，反映医院净资产运营的综合效益。

（3）资产贡献率方面。可以采用每万元资产平均服务量（万元资产年诊疗人次数或万元资产年出院人数）、百元固定资产医疗收入等指标进行评价。百元固定资产医疗收入，指平均每百元固定资产所产生的价值，反映了固定资产的利用效率。大型设备使用率可以作为资产绩效指标，但是该指标也有不合理的诱导检查因素，因为医院作为医疗服务供方总能够创造需求。

4）财务绩效与财务风险指标的选择

公立医院的财务绩效是满足收支平衡条件的财务资源产出最大化，具体包括其一定期间的盈利能力、偿债能力、营运能力和发展能力等。

（1）盈利能力指标。经济效益指标分析主要是分析医院的收益能力和收益水平，主要指标包括总资产结余率、业务收支结余率、百元业务收入支出、人员经费支出比率、管理费用率。总资产结余率反映医院全部经济资源的获利能力，与资产结构、医院管理水平、资产利用效率相关，比率值越高，则获利能力越强，它是医院经营效率的综合反映。提高该指标一方面要加强资产管理，提高资产利用率，另一方面要提高服务质量，增加业务收入，减少成本支出。业务收支结余率反映医院业务收入规模水平、成本费用的节约程度以及医院的管理水平、技术状况，该指标越高越好。收支结余率衡量每一元收入赚取净收益的数额，表明医院收入的获利水平。新《医院财务制度》规定医院的收支结余控制在5%以内。百元业务收入支出说明医院每百元业务收入所产生的支出，引导医院加强成本核算，控制成本支出。该指标意义和业务收支结余率相同。人员经费支出比率反映医院支出结构是否合理，通过与以前年度比较，分析本单位支出结构变化及发展趋势是否合理，与同类型单位横向对比，可以了解本单位与先进单位的差距。应结合医院自身特点、技术状况进行分析，加强人力资源管理，以免人员经费挤占公用经费支出，影响医院正常业务发展。通过将管理费用率与以前年度进行比较或与同级单位比较，来找出差距、控制医院管理费用开支，调高医院经济效益。

（2）偿债能力指标。偿债能力评价指标有资产负债率、流动比率、速动比率。资产负债率表示在医院资产总额中，有多少资产是通过负债而取得的。从经营的角度看，资产负债率过低，说明医院运用外部资金的能力差；而资产负债率过高，说明医院资金不足，依靠欠债维持。流动比率是流动资产与流动负债的比率，用于评价医院流动资产在短期债务到期前，可以变为现金用于偿还流动负债的能力。医院流动比率越大，表明医院的短期偿债能力越强，债权人越有保障，但过大的流动比率则表明医院对外部资金未能有效运用，会降低资金的使用效率，影响医院的获利能力。速动比率是速动资产与流动负债的比率，用于衡量医院流动资产中可以立即用于偿付流动负债的能力，该比率越高，债权人的权益就越有保障。

（3）营运能力指标。营运能力就是按照投入与产出相比的评价原理对公立医院运行的效果、效率、效益等多种产出形式进行综合评价。在这一层次指标中，本书选取了以下指标：资产周转率（总资产利用率）、药品周转率、病床使用率、应收医疗款周转率。资产周转率是指一定时期内医院的收入总额与总资产的平均余额（即平均总资产）的比率，是用来反映总资产价值回收、转移与利用效果的指标。该指标是考察医院资产运营效率的一项重要指标，体现了医院经营期间全部资产从投入到产出的流转速度，反映了医院全部资产的管理质量和利用效率。资产周转率反映医院营运能力。周转次数越多，表明营运能力越强，资产利用效率越高；反之，说明医院的营运能力较差。药品周转率反映药品周转速度，药品周转速度越快，表明其存货占用水平越低，流动性越强，医院变现能力越强。病床使用率是反映每天使用床位与实有床位的比率，即实际占用的总床日数与实际开放的总床日数之比。应收医疗款周转率，就是反映医院应收医疗款周转速度的比率。它说明一定期间内医院应收医疗款转为现金的平均次数。

（4）发展能力指标。发展能力反映了公立医院的发展潜力，通过对一系列相关指标的衡量能判断出卫生事业发展的后劲是否充足。随着社会主义市场经济体制的逐步确立，公立医院面临的竞争也越来越激烈，公立医院要想不被社会所淘汰，就需要有长远的发展眼光，不断增强自身的竞争力，因此，全面考核和评价公立医院的发展能力就成了其财务治理绩效考核的重要内容之一。

医院的财务状况中比较重要的指标就是发展能力指标。本书选取三年内平均总资产增长率、净资产增长率、收支结余增长率、资产权益比率、事业基金增长率、固定资产净值率等指标反映医院的发展能力。其中，净资产增长率是反映发展能力的核心指标。无形资产增长率也是发展能力考核的指标，原因在于随着知识经济的来临，公立医院的发展潜力主要不是取决于有形资产，而是取决于对专利、专有技术、人才资源、市场信誉等无形资产的富有程度及开发能力。进一步说，医院的无形资产越富有，开发能力越强，其未来的发展潜力也就越大，否则反之。在这种情况下，若不将无形资产单独纳入评价指标体系，从理论上说，评价指标体系有失完善，不能适应时代进步的要求，从实践方面讲，则不利于管理人员树立无形资产观念，进而也就有碍于资产结构的优化。但是目前医院对无形资产的管理欠完备。

此外，通常对于事业单位的发展能力考察会选取经费自给率作为评价指标。反映非营利组织的筹资能力，即非营利组织通过自身的努力，从政府获得拨款和自筹经费等渠道获取经费的能力。筹资能力直接决定公立医院是否能够解决生存的问题，是其财务绩效评价的重要内容。经费自给率反映公立医院在一定的规模基础上，通过提高服务质量和水平，扩大服务的覆盖面，来努力争取更多经费的能力。但是，公立医院的筹资能力越高，代表其收入来源主要依靠于提供医疗服务。这有悖于公立医院的基本属性。因此，公立医院的财务治理绩效应该重点考核财政投入或政府投入占比和结构、政府投入增长率等。

5）财务信息披露质量指标的选择

本书设计的财务信息披露指标包含信息披露的真实性、公开性和合规性三个二级维度。该维度可以通过以下定性指标评价：主管部门是否曾发现并纠正年度工作报告不实之处；财务会计报告是否被审计部门发现并纠正不实之处；监事或公众是否发现并举报其不实之处；是否根据组织实际情况编写年度报告；政府、公众、捐赠者是否可以获取年度报告（如资产负债表、业务活动表、现金流量表等）；审计报告及主要财务状况是否在网上公开；组织的财务状况是否经过内部审计和外部审计；高层管理人员的各项收入和福利是否合理、透明等。

6）社会满意指标的选择

公立医院的公益性和公共性使得社会满意可以作为其财务治理绩效评价的一

个重要度量。因此本书设计社会满意度、出院患者满意度、门诊患者满意度、同行声誉评分等指标作为资产绩效的评价指标，而这些指标可以通过设计患者体验量表进行客观评价。

6.2 我国公立医院财务治理评价体系设计

6.2.1 公立医院财务治理绩效评价的基本框架

根据前面对公立医院财务治理评价的基本维度的设想和基本指标的筛选，基于文献研究和理论分析，本书形成了公立医院财务治理绩效评价的基本框架，如表 6-2 所示，包括基本维度、考核内容及导向和初拟指标。

表 6-2 公立医院财务治理绩效评价的基本框架

一级维度	考核内容	导向	二级维度	初拟指标
非营利性	该医院的收支结余是否用于发展建设	保证公立医院的非营利性	非营利性	1. 净资产收益率与增长率之差 2. 收支结余率与事业基金增长率之差
财务责任	财务规范性、合法性、财务部门组织设置的合理性	促进医院国有资源的合理、规范利用；促进财务治理组织体系的完善和规范	财务规范性	3. 是否按照国家有关规定，科学、合理地编制财务预算，并对预算执行过程进行有效控制与科学管理 4. 重大经济事项集体决策 5. 预算收入执行率 6. 预算支出执行率 7. 财政专项拨款执行率
	财务规范性、合法性、财务部门组织设置的合理性	促进医院国有资源的合理、规范利用；促进财务治理组织体系的完善和规范	财务合法性	8. 会计基础工作是否符合规范 9. 财务核算是否符合医院财务、会计制度和国家有关财经法规的规定 10. 是否建立内部经济责任制
资产绩效	资产安全与质量、资产利用效率与效益（成本效益）、资产贡献	控制资产规模；加快资产周转；提高资产效率	资产安全与质量	11. 资产安全完好率 12. 可用资产率 13. 事业资产率 14. 应收账款率 15. 坏账损失率
			资产利用效率与效益	16. 资产收益率 17. 净资产收益率 18. 固定资产收益率 19. 流动资产收益率
			资产贡献	20. 万元资产年诊疗人次数 21. 万元资产年出院人数 22. 百元固定资产医疗收入

续表

一级维度	考核内容	导向	二级维度	初拟指标
财务绩效与财务风险	盈利能力、偿债能力、营运能力、发展能力	提高财务绩效；控制财务风险	盈利能力	23. 收支结余率 24. 业务收支结余率 25. 百元收入支出 26. 人员经费支出比率 27. 管理费用率
			偿债能力	28. 资产负债率 29. 流动比率 30. 速动比率 31. 利息保障倍数
			营运能力	32. 资产周转率 33. 药品周转率 34. 病床使用率 35. 应收医疗款周转率
			发展能力	36. 三年内平均总资产增长率 37. 净资产增长率 38. 收支结余增长率 39. 资产权益比率 40. 事业基金增长率 41. 固定资产净值率
财务信息披露质量	信息公开真实性、合规性和范围	促进公立医院财务信息向上级治理主体及社会公开	真实性	42. 主管部门是否曾发现年度工作报告不实之处 43. 财务会计报告是否被审计部门发现不实之处 44. 监事或公众是否发现或举报其不实之处 45. 是否根据组织实际情况编写年度报告
			公开性	46. 政府是否可以获取年度报告 47. 捐赠者是否可以获取年度报告 48. 公众是否可以获取年度报告 49. 主要财务状况是否在网上公开
			合规性	50. 组织的财务状况是否经过内部审计 51. 组织的财务状况是否经过外部审计 52. 高层管理人员的各项收入和福利是否合理、透明
社会满意	以财务为导向的住院患者满意度	坚持公益性、以患者为中心，提高医护质量，加强费用控制	以公益性为导向的满意度	53. 出院患者满意度
			声誉指标	54. 同行声誉评分（百分制）

6.2.2　关于标准值

一般来说，标准值的确定应遵循 4 个标准：①计划标准。以预先制定的目标、计划和预算定额等数据作为评价的标准。②行业标准。以同行业的相关指标数据为样本，运用一定的统计方法计算而制定出评价标准。③历史标准。以本地区、本部门、本单位或同类部门与单位绩效评价指标的历史数据作为样本，运用一定的统计方法计算出各类指标的平均历史水平。④经验标准。由专家、学者根据财政经济活动发展规律和实践经验，经过分析研究后得出评价标准。本书中各项指标的标准值通过财务经验标准结合计划标准和行业标准来确定。其中，计划标准和行业标准主要依据国家相关的法律及《医院财务制度》的有关规定确定，例如，《医院财务制度》对公立医院的坏账准备率做了相应的区间规定，如资产负债率等指标则主要以理论分析结合专家的经验判断得出。

6.2.3　两轮专家咨询情况

1）咨询专家的基本情况

依据本书的目的和专家咨询的一般要求，本书共选取了 25 名相关专业的专家学者参与本次咨询，根据首轮回收的 24 份有效问卷，对本次参与咨询专家的基本情况进行了描述性统计，结果如表 6-3 所示。本次选取的咨询专家分别来自医疗机构、科研院校、审计部门和卫生行政部门，主要工作领域均同本书内容密切相关，工作年限均在 5 年以上，平均工作年限达到 18.33 年，具备较高的专业素养和丰富的实践经验，能够为本书提供可靠的咨询结论。

表 6-3　专家基本情况

项目	类别	人数/人	比例/%
性别构成	男	12	50.0
	女	12	50.0
年龄构成	30～39 岁	8	33.3
	40～49 岁	12	50.0
	50～59 岁	4	16.7
学历构成	本科	16	66.7
	硕士研究生	4	16.7
	博士研究生	4	16.7
职称构成	正高	6	25.0
	副高	18	75.0
工作领域	财务管理	18	75.0
	医院管理	4	16.7
	卫生经济	2	8.3

续表

项目	类别	人数/人	比例/%
	审计机构	2	8.3
	卫生行政部门	4	16.7
工作单位	医疗机构	10	41.7
	科研院校	8	33.3

2）专家的积极系数与权威程度

通常使用专家咨询表的回收率来度量专家的积极系数，以反映专家对所咨询的问题或项目的关心程度。在严格的质量控制下，本书开展的两轮咨询的回收率分别达到了96%和100%，专家参与咨询的积极程度较好。

专家的权威程度主要由两个因素决定：专家做出判断的依据和对咨询内容的熟悉程度。专家权威程度 C_r 为判断依据系数 C_a 与熟悉程度系数 C_s 的算术平均值，其值越大表明专家的权威性越高。

结合专家做出判断的依据和对咨询内容的熟悉程度来判断专家权威程度，判断依据包括理论分析（赋值0.3）、实践经验（赋值0.5）、通过同行/参考文献了解（赋值0.1）和直觉（赋值0.1）共4项；熟悉程度分为很熟悉、熟悉、一般、不熟悉和很不熟悉，分别赋值1.0、0.7、0.5、0.2、0.0，由此计算得出参与本次咨询的专家判断依据系数为0.825，熟悉程度系数为0.733，总体权威程度为0.779，显示所选专家具有较高的权威性，咨询结果较为可信。

6.2.4 专家咨询的结果

1. 第一轮专家咨询

本次第一轮专家咨询的主要目的在于筛选和确定我国公立医院财务治理的评价指标，咨询专家分别对课题组初步提供的各项评价指标进行了评分，并对指标体系的构建提出了一定的调整意见和建议。

1）专家意见的集中程度

采用专家对于每项指标重要性和可行性评分的均数与满分比来反映专家意见的集中程度，计算过程如下。

（1）计算均数（M_j）：

$$M_j = \frac{1}{m_j} \sum_{i=1}^{m_j} C_{ij}$$

式中，M_j 表示 j 指标评价的均数；m_j 表示参加 j 指标评价的专家数；C_{ij} 表示 i 专

家对于 j 指标的评分值。

（2）计算满分比（K_j）：

$$K_j = \frac{m'_j}{m_j}$$

式中，K_j 表示 j 指标的满分比；m'_j 表示给出满分评分的专家数。

根据以上指标评分均数及满分比的计算公式，对每项指标的重要性和可行性评分进行处理，以反映专家意见的集中程度，每项指标的评分均数或满分比越高，表明该指标的重要性或可行性越大，结果如表6-4所示。

2）专家意见的协调程度

采用专家对于每项指标重要性和可行性评分的变异系数（V_j）来反映专家意见的协调程度，计算过程如下：

$$V_j = \sigma_j / M_j$$

式中，σ_j 表示 j 指标评分的标准差；M_j 表示 j 指标评分的均数。

据此计算公式对每项指标重要性和可行性评分的变异系数进行计算，以反映专家意见的协调程度，每项指标评分的变异系数越小，表明专家对该指标评分的协调程度越高，结果如表6-4所示。

表6-4　公立医院财务治理评价指标专家咨询评分结果

一级维度	二级维度	三级维度	重要性			可行性		
			均数	满分比/%	变异系数	均数	满分比/%	变异系数
非营利性	非营利性	1. 净资产收益率与增长率之差	4.91	9.1	0.572	6.20	10.0	0.442
		2. 收支结余率与事业基金增长率之差	5.27	18.2	0.588	5.80	10.0	0.444
财务责任	财务规范性	3. 是否按照国家有关规定，科学、合理地编制财务预算，并对预算执行过程进行有效控制与科学管理	6.92	41.7	0.406	6.40	0	0.235
		4. 重大经济事项集体决策	6.83	50.0	0.404	6.60	40.0	0.399
		5. 预算收入执行率	6.50	16.7	0.331	6.70	10.0	0.234
		6. 预算支出执行率	6.75	16.7	0.317	6.40	10.0	0.268
		7. 财政专项拨款执行率	6.75	25.0	0.341	6.80	10.0	0.292
	财务合法性	8. 会计基础工作是否符合规范	7.08	58.3	0.397	6.70	20.0	0.330
		9. 财务核算是否符合医院财务、会计制度和国家有关财经法规的规定	7.17	58.3	0.407	6.90	30.0	0.309

续表

一级维度	二级维度	三级维度	重要性			可行性		
			均数	满分比/%	变异系数	均数	满分比/%	变异系数
资产绩效	资产安全与质量	10. 资产安全完好率	6.64	36.4	0.400	6.60	0	0.239
		11. 可用资产率	6.40	10.0	0.323	6.89	0	0.153
		12. 事业资产率	5.00	0	0.482	5.40	0	0.488
		13. 应收账款率	5.27	0	0.465	7.33	22.2	0.193
		14. 坏账损失率	6.00	9.1	0.342	7.00	22.2	0.247
	资产利用效率与效益	15. 资产收益率	6.58	25.0	0.333	7.70	60.0	0.229
		16. 净资产收益率	6.82	45.5	0.381	7.89	55.6	0.195
	资产贡献	17. 万元资产年诊疗人次数	6.09	36.4	0.506	7.33	33.3	0.264
		18. 万元资产年出院人数	6.18	27.3	0.484	7.33	33.3	0.264
		19. 百元固定资产医疗收入	7.00	36.4	0.378	8.11	55.6	0.144
财务绩效与财务风险	盈利能力	20. 收支结余率	6.42	16.7	0.342	7.30	40.0	0.215
		21. 业务收支结余率	7.00	33.3	0.365	7.60	50.0	0.217
		22. 百元收入支出	6.00	9.1	0.342	7.44	33.3	0.203
		23. 人员经费支出比率	6.58	25.0	0.386	7.60	20.0	0.141
		24. 管理费用率	7.00	41.7	0.365	7.70	20.0	0.123
	偿债能力	25. 资产负债率	7.08	50.0	0.401	8.10	40.0	0.123
		26. 流动比率	6.55	18.2	0.370	7.89	44.4	0.161
		27. 速动比率	6.36	18.2	0.374	7.67	22.2	0.130
		28. 利息保障倍数	5.00	10.0	0.596	5.67	11.1	0.529
	营运能力	29. 资产周转率	6.33	25.0	0.422	6.90	40.0	0.324
		30. 药品周转天数	5.78	11.1	0.413	7.86	42.9	0.155
		31. 病床使用率	6.83	41.7	0.436	8.00	50.0	0.156
		32. 应收医疗款周转率	5.82	0	0.324	7.33	22.2	0.136
		33. 资产收益率	6.00	0	0.451	8.00	33.3	0.125
		34. 固定资产收益率	6.08	8.3	0.301	6.90	20.0	0.231
		35. 流动资产收益率	5.73	9.1	0.350	7.00	22.2	0.214
	发展能力	36. 净资产增长率	6.58	25.0	0.352	7.30	30.0	0.289
		37. 收支结余增长率	6.33	8.3	0.255	7.50	20.0	0.144
		38. 资产权益比率	5.50	0	0.376	7.25	25.0	0.218
		39. 事业基金增长率	5.91	9.1	0.359	7.22	22.2	0.205

续表

一级维度	二级维度	三级维度	重要性			可行性		
			均数	满分比/%	变异系数	均数	满分比/%	变异系数
财务信息披露质量	真实性	40. 主管部门是否曾发现年度工作报告不实之处	5.25	8.3	0.446	5.50	0	0.366
		41. 财务会计报告是否被审计部门发现不实之处	5.83	25.0	0.461	6.00	10.0	0.324
		42. 监事或公众是否发现或举报其不实之处	4.50	0	0.429	3.90	0	0.519
		43. 是否根据组织实际情况编写年度报告	6.33	25.0	0.422	6.10	30.0	0.473
	公开性	44. 政府是否可以获取年度报告	5.92	16.7	0.502	6.70	30.0	0.392
		45. 捐赠者是否可以获取年度报告	5.33	16.7	0.468	5.60	20.0	0.485
		46. 公众是否可以获取年度报告	4.58	0	0.513	3.70	0	0.663
		47. 主要财务状况是否在网上公开	4.58	8.3	0.562	4.60	10.0	0.650
	合规性	48. 组织的财务状况是否经过内部审计	6.25	16.7	0.404	6.20	0	0.347
		49. 组织的财务状况是否经过外部审计	7.25	50.0	0.412	7.40	20.0	0.193
		50. 高层管理人员的各项收入和福利是否合理、透明	6.73	27.3	0.410	5.44	11.1	0.496
社会满意	以公益性为导向的满意度	51. 出院患者满意度	6.92	33.3	0.387	6.00	0	0.304
	声誉指标	52. 同行声誉评分（百分制）	5.75	8.3	0.393	5.10	0	0.408

在上述咨询结果的基础上，结合咨询专家对于相关指标的调整修改意见和建议，课题组对上述评价指标体系进行了部分调整和修改，确定了我国公立医院财务治理评价指标体系（表6-5）。

表 6-5　我国公立医院财务治理评价指标体系及其标准值

一级维度	二级维度	考核指标	标准值
1. 非营利性	1. 非营利性	1. 净资产收益率与增长率之差	<5%
		2. 收支结余率与事业基金增长率之差	<5%
2. 财务责任	2. 财务规范性	3. 是否按照国家有关规定，科学、合理地编制财务预算，并对预算执行过程进行有效控制与科学管理	定性指标
		4. 重大经济事项集体决策	定性指标

续表

一级维度	二级维度	考核指标	标准值
2. 财务责任	2. 财务规范性	5. 预算收入执行率	95%～105%
		6. 预算支出执行率	95%～105%
		7. 财政专项拨款执行率	95%～105%
	3. 财务合法性	8. 会计基础工作是否符合规范	定性指标
		9. 财务核算是否符合医院财务、会计制度和国家有关财经法规的规定	定性指标
		10. 是否建立内部经济责任制	定性指标
3. 资产绩效	4. 资产安全与质量	11. 资产安全完好率	>95%
		12. 可用资产率	>95%
		13. 事业资产率	>70%
		14. 坏账损失率	2%～4%
	5. 资产利用效率与效益	15. 资产收益率	5%～10%
		16. 净资产收益率	5%～10%
		17. 固定资产收益率	>10%
	6. 资产贡献	18. 万元资产年诊疗人次数	与医院等级挂钩
		19. 万元资产年出院人数	与医院等级挂钩
		20. 百元固定资产医疗收入	≥120 元
4. 财务绩效与财务风险	7. 盈利能力	21. 收支结余率	5%
		22. 业务收支结余率	5%～10%
		23. 人员经费支出比率	25%～30%
		24. 管理费用率	<20%
	8. 偿债能力	25. 资产负债率	<30%
		26. 流动比率	2
	9. 营运能力	27. 资产周转率	>60%
		28. 药品周转天数	<30 天
		29. 病床使用率	90%～110%
		30. 应收医疗款周转率	>500%
	10. 发展能力	31. 三年内平均总资产增长率	>5%
		32. 净资产增长率	>10%
		33. 收支结余增长率	>5%
		34. 事业基金增长率	>5%
5. 财务信息披露质量	11. 真实性	35. 主管部门是否曾发现年度工作报告不实之处	定性指标
		36. 财务会计报告是否被审计部门发现不实之处	定性指标
		37. 监事或公众是否发现或举报其不实之处	定性指标
		38. 是否根据组织实际情况编写年度报告	定性指标
	12. 公开性	39. 政府是否可以获取年度报告	定性指标

续表

一级维度	二级维度	考核指标	标准值
5. 财务信息披露质量	12. 公开性	40. 捐赠者是否可以获取年度报告	定性指标
		41. 公众是否可以获取年度报告	定性指标
		42. 主要财务状况是否在网上公开	定性指标
	13. 合规性	43. 组织的财务状况是否经过内部审计	定性指标
		44. 组织的财务状况是否经过外部审计	定性指标
		45. 高层管理人员的各项收入和福利是否合理、透明	定性指标
6. 社会满意	14. 患者满意度	46. 出院患者满意度	按量表评分
		47. 门诊患者满意度	按量表评分
	15. 行业声誉	48. 同行声誉评分	按量表评分

2. 第二轮专家咨询

结合第一轮分析结果，本书在第二轮咨询中删减了部分指标。按照指标取舍标准，将资产安全与质量维度的应收账款率、盈利能力维度的百元收入支出、偿债能力维度的速动比率和利息保障倍数，以及营运能力维度的资产收益率、固定资产收益率、流动资产收益率和发展能力维度的资产权益比率等 8 项指标纳入小组讨论，最终决定将现实意义较强的固定资产收益率作为资产利用效率与效益维度的评价指标予以保留，其余指标则予以删除；与此同时，结合专家咨询反馈意见和小组讨论，决定在财务合法性维度新增是否建立内部经济责任制度指标、在发展能力维度新增三年内平均总资产增长率指标、在患者满意度维度新增门诊患者满意度指标，由此形成初拟的指标体系继续进行第二轮专家咨询，结果显示专家对各项指标评分的集中和协调程度均较好，结果可取。另外，第二轮专家咨询旨在第一轮专家咨询的基础上进一步确定各项定量考核指标的标准值，为指标的实际应用提供参考。综合各位咨询专家的总体意见，课题组初步确定了相关定量指标的标准值（表6-5）。

在确定相关定量指标标准值的过程中，将有相关政策文件规定的指标标准值作为本书采用的标准值；没有政策文件规定的采纳专家咨询的意见，将专家界定的标准值的均数作为本书采用的标准值。该指标体系共包含 6 个一级维度、15 个二级维度和 48 个具体考核指标，其中 6 个一级维度主要涵盖公立医院的非营利性、财务责任、资产绩效、财务绩效与财务风险、财务信息披露质量和社会满意等方面。

6.2.5　利用层次分析法构建公立医院财务治理评价模型

1）层次分析法原理

层次分析法（analytic hierarchy process，AHP）是将与决策有关的元素分解成目标、准则、方案等层次，在此基础之上进行定性和定量分析的决策方法。层次分析法是美国运筹学家匹茨堡大学教授萨蒂（Saaty）于 20 世纪 70 年代初，在为美国国防部研究"根据各个工业部门对国家福利的贡献大小而进行电力分配"课题时，应用网络系统理论和多目标综合评价方法，提出的一种层次权重决策分析方法。

层次分析法指用系统分析方法，在仔细分析厘清复杂问题的本质、影响因素及各因素间内在关系后，对评价对象依评价目的所确定的总评价目标进行连续性分解，得到各级（各层）评价目标，构建问题的层次结构模型。然后在每一层次可按某一规定准则，对该层次要素进行逐对比较，建立判断矩阵，通过计算判断矩阵的最大特征值及对应的正交化特征向量，得出该层要素对于该准则的权重，进而计算出各层次要素对于总体目标的综合权重。最后以层次模型的最下层作为衡量目标达到程度的评价指标，依据指标和权重计算出一个综合评分指数，对评价对象的总评价目标进行评价，依其大小来确定评价对象的优劣等级，从而为选择最优方案提供依据。

层次分析法的应用步骤可以归纳为以下几步。

第一步，建立层次结构模型。在深入分析所面临的问题之后，对总评价目标进行连续性分解，将问题中所包含的因素划分为不同层次，即目标层、准则层和方案层，并将各层评价目标用目标树图标示出来，说明层次的递阶结构与因素之间的从属关系。

第二步，构造判断矩阵。判断矩阵是指对同一层次指标进行两两比较，给出它们相对重要性的判断数值，全部指标经过两两判定之后，就可以形成一个比较判断矩阵 $B=(b_{ij})_{n \times n}$。

第三步，层次单排序及其一致性检验。首先求解出判断矩阵 B 的最大特征根 λ_{max}，然后利用公式 $B_W=\lambda_{max}W$，解出 λ_{max} 所对应的特征向量 W，W 经过归一化后为同一层次相应指标对于上一层次某指标相对重要性的排序权值，这一过程称为层次单排序。最后，还要进行层次单排序的一致性检验。

第四步，层次总排序及其一致性检验。把经过层次单排序获得的权重向量进行综合，可以得到各指标对总目标的相对权重，并逐层进行一致性检验。

第五步，结果分析，对目标层进行综合评价[100]。

2）层次分析法模型在公立医院财务绩效评价指标体系构建中的应用

层次分析法是将半定性、半定量问题转化为定量计算的一种有效方法，能充分反映决策者偏好，将决策者经验予以量化，为决策者提供定量形式的决策依据，充分反映评价的主观因素。

（1）建立公立医院财务绩效评价指标体系的递阶层次结构。根据研究目的，需要分析公立医院财务绩效的影响因素。在文献分析和专家咨询的基础上，将公立医院财务绩效作为目标层，将非营利性、财务责任、资产绩效、财务绩效与财务风险、财务信息披露质量、社会满意等 6 个一级维度，非营利性、财务规范性、财务合法性等 15 个二级维度，以及净资产收益率与增长率之差、收支结余率与事业基金增长率之差等 48 个考核指标纳入层次分析法层次结构模型中，建立递阶层次结构体系模型。

（2）通过两两比较确定判断矩阵。根据确立的公立医院财务绩效评价指标体系的递阶层次结构，由评判专家结合公立医院财务工作的实际情况，分析公立医院财务绩效评价系统中各因素之间的关系，按照指标组中各个指标的相对重要性进行判断评分，并据此构造出各评估指标的两两比较判断矩阵。各元素两两比较的相对重要程度标度定义如表 6-6 所示。

表 6-6　各元素两两比较的相对重要程度标度定义表

元素 x_i 与 x_j 重要性比较	相等	较强	强	很强	绝对强	介于两者之间
p_{ij}	5/5	6/4	7/3	8/2	9/1	5.5/4.5；6.5/3.5；7.5/2.5；8.5/1.5
元素 x_i 与 x_j 重要性比较	绝对弱	很弱	弱	较弱	相等	介于两者之间
p_{ij}	1/9	2/8	3/7	4/6	5/5	1.5/8.5；2.5/7.5；3.5/6.5；4.5/5.5

（3）计算层次单排序权重。采用方根法计算各指标的权重系数，即以每一行的几何均数为权重系数，确定各指标的权重系数。

先计算判断矩阵每一行元素的乘积 M_i：

$$M_i = \prod_{j=1}^{n} a_{ij} \ (i=2,3,\cdots,n)$$

再计算 M_i 的 n 次方根 $\overline{w}_i$，$\overline{w}_i = \sqrt[n]{M_i}$。

然后对 $\overline{w}_i$ 进行归一化处理，有

$$w_i = \frac{\overline{w}_i}{\sum_{j=1}^{\overline{w}_i} \overline{w}_j}$$

式中，$\sum_{i=1}^{n} w_i = 1$，则 $w_i(i=1,2,\cdots,n)$ 构成系数向量。

最后计算判断矩阵的最大特征根 $\lambda_{\max}$：

$$\lambda_{\max} = \sum_{i=1}^{n} \frac{(AW)_i}{nw_i}$$

式中，$(AW)_i$ 为向量 AW 的第 i 个元素。

通过上述方法处理步骤，即可获得各层次指标的权重（表6-7）。

表6-7　我国公立医院财务治理绩效评价指标及其权重

一级维度	二级维度	考核指标	组合权重
1. 非营利性（0.25）	1. 非营利性（1.00）	1. 净资产收益率与增长率之差（0.52）	0.1288
		2. 收支结余率与事业基金增长率之差（0.48）	0.1212
2. 财务责任（0.18）	2. 财务规范性（0.50）	3. 是否按照国家有关规定，科学、合理地编制财务预算，并对预算执行过程进行有效控制与科学管理（0.21）	0.0195
		4. 重大经济事项集体决策（0.22）	0.0202
		5. 预算收入执行率（0.18）	0.0158
		6. 预算支出执行率（0.19）	0.0170
		7. 财政专项拨款执行率（0.20）	0.0176
	3. 财务合法性（0.50）	8. 会计基础工作是否符合规范（0.32）	0.0291
		9. 财务核算是否符合医院财务、会计制度和国家有关财经法规的规定（0.33）	0.0297
		10. 是否建立内部经济责任制（0.35）	0.0313
3. 资产绩效（0.18）	4. 资产安全与质量（0.30）	11. 资产安全完好率（0.28）	0.0151
		12. 可用资产率（0.20）	0.0108
		13. 事业资产率（0.17）	0.0094
		14. 坏账损失率（0.35）	0.0187
	5. 资产利用效率与效益（0.35）	15. 资产收益率（0.35）	0.0221
		16. 净资产收益率（0.40）	0.0249
		17. 固定资产收益率（0.25）	0.0160
	6. 资产贡献（0.35）	18. 万元资产年诊疗人次数（0.29）	0.0181
		19. 万元资产年出院人数（0.29）	0.0183
		20. 百元固定资产医疗收入（0.42）	0.0265
4. 财务绩效与财务风险（0.18）	7. 盈利能力（0.25）	21. 收支结余率（0.20）	0.0091
		22. 业务收支结余率（0.26）	0.0118
		23. 人员经费支出比率（0.23）	0.0101
		24. 管理费用率（0.31）	0.0139
	8. 偿债能力（0.25）	25. 资产负债率（0.62）	0.0279
		26. 流动比率（0.38）	0.0171
	9. 营运能力（0.25）	27. 资产周转率（0.24）	0.0110
		28. 药品周转天数（0.18）	0.0079
		29. 病床使用率（0.40）	0.0182
		30. 应收医疗款周转率（0.18）	0.0080

一级维度	二级维度	考核指标	组合权重
4. 财务绩效与财务风险（0.18）	10. 发展能力（0.25）	31. 三年内平均总资产增长率（0.22）	0.0101
		32. 净资产增长率（0.24）	0.0107
		33. 收支结余增长率（0.25）	0.0110
		34. 事业基金增长率（0.29）	0.0131
5. 财务信息披露质量（0.15）	11. 真实性（0.35）	35. 主管部门是否曾发现年度工作报告不实之处（0.23）	0.0120
		36. 财务会计报告是否被审计部门发现不实之处（0.32）	0.0170
		37. 监事或公众是否发现或举报其不实之处（0.13）	0.0070
		38. 是否根据组织实际情况编写年度报告（0.32）	0.0165
	12. 公开性（0.30）	39. 政府是否可以获取年度报告（0.35）	0.0158
		40. 捐赠者是否可以获取年度报告（0.24）	0.0110
		41. 公众是否可以获取年度报告（0.16）	0.0070
		42. 主要财务状况是否在网上公开（0.25）	0.0112
	13. 合规性（0.35）	43. 组织的财务状况是否经过内部审计（0.27）	0.0137
		44. 组织的财务状况是否经过外部审计（0.44）	0.0233
		45. 高层管理人员的各项收入和福利是否合理、透明（0.29）	0.0154
6. 社会满意（0.06）	14. 患者满意度（0.70）	46. 出院患者满意度（0.46）	0.0193
		47. 门诊患者满意度（0.54）	0.0227
	15. 行业声誉（0.30）	48. 同行声誉评分（1.00）	0.0180

（4）计算层次总排序权重。用层次分析法计算各个层次目标因素相对于总目标的权重向量，可得各指标的组合权重系数（表 6-7）。

最后对指标权重系数进行一致性检验，确定权重系数是否符合逻辑。通常用 CI 检验各指标的相对优先顺序有无逻辑混乱，一般认为，当 CI＜0.10 时，无逻辑混乱，即计算得到的各项权重可以接受。一致性指数的计算公式为

$$CI = \frac{\lambda - m}{m - 1}$$

式中，$\lambda = \sum_{i=1}^{m} \frac{\lambda_i}{m}$，$\lambda_i = \sum_{j=1}^{m} \frac{a_{ij} w_j}{w_i}$。

该式中，m 为受检验层次的子目标数；λ_i 为该层子目标成对比较判断优选矩阵的第 i 个特征根；$(a_{i1}, a_{i2}, \cdots, a_{im})$ 为相应的特征向量；w_i、w_j 为该层子目标的归一化权重；λ 为 m 个特征根的平均值。

通过上述检验，结果表明各评价指标所赋予的权重系数均是可以接受的。

6.2.6　讨论

在绩效评价过程中，一套有效的评价指标体系不仅应当通过科学的方法寻找并确立指标体系的层次与内容，而且必须合理地分配各层次指标的权重，在实际应用过程中也必须坚持一贯的科学标准对各指标得分进行客观衡量和加权，这样才能保证绩效评价结果的科学、有效、客观和公正，进而正确发挥其对于绩效改进的导向作用。其中任何一个环节的疏漏，都会使得整个绩效评价的科学价值降低乃至丧失。因此，有必要对于本书中确定的指标权重的含义以及指标体系综合得分的计算方法加以延伸解释。

1）指标权重的含义与导向

根据本书确定的指标权重，在衡量我国公立医院财务治理绩效的 6 个一级维度中，非营利性的权重最大，表明非营利性是公立医院财务治理绩效最重要的构成内容，因为我国公立医院是为社会公众利益服务而设立和运营的医疗机构，其重要特征之一就是不以营利为目的，公立医院财务治理的微观效率必须以服务于公立医院的宏观社会责任为前提，而非营利性也是保证公立医院能够切实履行其公共财务受托责任和公共服务职能的最基本要求。在此基础上，公立医院的财务责任、资产绩效、财务绩效与财务风险 3 个维度的权重略低并保持一致，这 3 个维度均是对公立医院财务运行状态本身的直接考量，旨在从 3 个同等重要的角度全面衡量公立医院财务活动目标的实现程度。相对而言，公立医院的财务信息披露质量的权重较低，因为一方面财务信息披露质量是对公立医院财务活动进行客观评价和有效监管的重要环境与条件，只是公立医院财务治理过程绩效的反映；另一方面公立医院财务信息的披露质量会在一定程度上受到其他社会环境的影响和制约，超越公立医院财务治理主体的干预能力范围，因此，对其赋予的权重有限。此外，社会满意维度是整个公立医院财务治理绩效评价体系中权重最低的，因为虽然社会满意是公立医院绩效评价的最终归宿，但财务治理对社会满意的作用链较长，同时带有较强的主观色彩，更易受到财务治理范围之外的公立医院其他活动绩效表现的影响，所以在权重分配上尤为谨慎。

由此可以看出，前期指标层次和内容的确立并不意味着评价指标体系的完成，各层次指标权重的分配对于绩效评价的结果同样具有不可忽视的重要影响。同时以上分析表明，本书确定的公立医院财务绩效评价体系的指标权重同其绩效评价的理想目标和现实情况高度契合，是科学合理的。

2）指标体系综合得分的计算

建立和完善绩效评价指标体系的目的是从不同角度更加全面系统地对绩效表

现进行综合评价，并且这种综合评价的结果应当具有纵向或横向的可比性。而要达到这样的可比性，一方面需要对不同角度的评价指标赋予权重，从而能够得出一个可比的综合评价结果，另一方面需要结合每个评价指标的标准值或参考值来制定合理的计分标准，以完成评价指标从自身量纲及实际表现到客观绩效得分的转换。特别是在本书中，公立医院财务治理绩效评价体系中既有定量指标，也有定性指标，各定量指标的量纲也各有不同，因此，尤其需要科学界定每个指标的绩效评分标准，否则指标权重的科学作用也将被削弱。

评价指标的绩效得分标准，应当在保证每个指标分制相同的前提下，结合指标的标准值来合理界定。对于定量指标，可根据指标实际数值同其标准值的比值来直接确定绩效得分或以比值为依据来划分得分等级，以达到消除量纲差异的目的；对于定性指标，可在充分讨论的基础上，根据理想绩效表现来划分等级，以此来确定绩效得分。

本书利用层次分析法确定的指标权重是综合专家咨询意见的结果，不可避免地带有一定的主观性，但本书已在专家遴选过程中，充分考虑了遴选专家的数量和权威程度，以最大限度地保证权重结果的可信度。当然，由于本指标体系尚未广泛用于实证评价，所以其科学性和有效性还有待进一步检验；另外，确定指标权重的方法单一，因此，也还有进一步优化的空间。

第7章 我国公立医院财务治理评价研究

本章基于四市 12 家三级公立医院和三县 5 家二级公立医院的调研数据,从资产绩效、盈利能力、偿债能力、营运能力、发展能力等方面对样本公立医院财务治理绩效进行评价,并使用综合计分法对 12 家三级公立医院的财务绩效进行综合性评价。

7.1 样本公立医院基本财务收支情况

首先,对 12 家三级公立医院和 5 家二级公立医院的基本财务收支情况进行总体描述(表 7-1 和表 7-2)。从 12 家三级公立医院和 5 家二级公立医院的收入总额及变化情况可以看出,除个别医院出现过某一年收入负增长外,其余医院近年来医疗收入均持续增长。2013 和 2014 年多数医院增幅环比在 10%以上。有的医院收入增长速度较快,例如,EZZ 由于医院扩张改建,服务人次数和住院人次数大规模上涨,医院的收入也随之增幅较大。分析其原因主要是三个方面:①近年来医疗保障制度的逐步完善,尤其是建立城乡居民医疗保险制度导致了居民潜在的医疗服务需求大量释放;②医院服务能力的提高,导致了其收入增长;③个别医院在规模扩张的同时,不排除其创造额外医疗需求的可能。

表 7-1 2012~2014 年 12 家三级公立医院收入总额及环比增长速度

医院代码	2012 年		2013 年		2014 年	
	收入/万元	增速/%	收入/万元	增速/%	收入/万元	增速/%
EZX	39 320	—	47 647	21.18	56 593	18.78
EZZ	8 121	—	10 387	27.90	14 130	36.04
EZS	1 628	—	2 005	23.16	3 940	96.51
ZJY	77 380	—	91 474	18.21	101 616	11.09
ZJS	28 519	—	31 360	9.96	36 343	15.89
ZJZ	11 612	—	13 422	15.59	15 342	14.30
DTY	20 673	—	22 627	9.45	30 536	34.95

续表

医院代码	2012 年		2013 年		2014 年	
	收入/万元	增速/%	收入/万元	增速/%	收入/万元	增速/%
DTS	52 784	—	53 856	2.05	54 776	1.71
DTW	38 873	—	42 503	9.34	56 574	33.11
CZR	42 963	—	47 362	10.2	51 233	8.17
CZE	25 623	—	26 889	4.94	25 629	−4.69
CZH	70 874	—	77 750	9.70	83 972	8.00

表 7-2　2013～2016 年 5 家二级公立医院收入总额及环比增长速度

医院代码	2013 年		2014 年		2015 年		2016 年	
	收入/万元	增速/%	收入/万元	增速/%	收入/万元	增速/%	收入/万元	增速/%
FXRM	16 110	—	19 223	19.32	20 397	6.11	23 406	14.75
FXZY	5 666	—	7 968	40.63	7 074	−11.22	8 240	16.48
LFZX	13 773	—	20 361	47.83	18 285	−10.20	20 399	11.56
HARM	23 185	—	25 775	11.17	29 727	15.33	36 111	21.48
HAZY	7 523	—	9 024	19.95	9 778	8.36	11 653	19.18

其次，进一步分析可知，财政收入在公立医院总收入中占的比重差异较大（表 7-3 和表 7-4），一方面反映出公立医院的政府投入的不稳定性，例如，EZS 医院 2011～2014 年财政投入的比重较高与该家医院扩张新建过程中政府的连续性投入有关，且该市的政府投入连续三年在本省排前三位。同样，在县级医疗机构财政投入数据中，F 县和 L 县 2014 年财政投入的高比例同样也与医院基础设施建设中财政的一次性投入有关。但总体来说，县级医院财政投入占比低于 10%。

公立医院的药品收入占医疗收入的比重在 24%～50%（表 7-5 和表 7-6）。其中，样本地区中医院的药品收入均高于其他类型综合医院，这与中医的诊疗特点有关。进一步分析药品收入占医疗收入的比重发现，12 家三级医院药品收入占医疗收入比重呈现下降趋势，该下降趋势在县级医疗机构中更加明显，这与我国公立医院改革取消了药品加成有关。除 F 县中医院外，县级医疗机构药品收入占比均低于 40%。在调研中发现部分试点地区（如 E 市）实施了提高诊疗费用、加收药事服务费等改革措施，在一定程度上改变了公立医院长期以来"以药养医"的收入结构。

表 7-3　2011～2014 年 12 家三级公立医院财政收入占总收入比例（%）

医院代码	2011 年	2012 年	2013 年	2014 年
EZX	10.73	8.26	10.15	14.44
EZZ	7.08	20.19	7.19	7.56
EZS	28.95	21.81	20.35	31.88
ZJY	8.11	5.70	2.60	4.64
ZJS	16.32	15.08	10.82	10.85
ZJZ	17.22	17.93	18.58	20.45
DTY	5.46	5.98	6.27	7.44
DTS	5.56	5.77	5.97	5.19
DTW	6.45	8.55	7.00	14.27
CZR	9.23	8.34	27.51	9.38
CZE	6.78	6.54	17.58	7.27
CZH	3.23	3.47	3.78	3.56

表 7-4　2013～2016 年 5 家二级公立医院财政收入占总收入比例（%）

医院代码	2013 年	2014 年	2015 年	2016 年
FXRM	3.53	5.81	6.21	6.77
FXZY	4.29	27.97	6.09	6.15
LFZX	9.40	27.05	9.53	12.78
HARM	3.37	1.89	4.40	3.66
HAZY	3.10	2.75	4.66	3.81

表 7-5　2011～2014 年 12 家三级公立医院药品收入占医疗收入比例（%）

医院代码	2011 年	2012 年	2013 年	2014 年
EZX	45.05	43.44	41.19	42.16
EZZ	53.67	50.96	45.88	43.84
EZS	41.57	31.80	26.66	27.36
ZJY	34.62	33.22	29.68	28.23
ZJS	32.34	31.35	25.88	24.78
ZJZ	56.62	54.85	48.24	49.28
DTY	33.45	31.82	30.37	29.24
DTS	43.24	43.42	40.52	38.17
DTW	53.21	51.23	51.28	44.60
CZR	36.44	35.43	37.03	35.67
CZE	35.98	34.23	34.18	35.57
CZH	39.42	39.45	38.28	39.56

表 7-6　2013～2016 年 5 家二级公立医院药品收入占医疗收入比例（%）

医院代码	2013 年	2014 年	2015 年	2016 年
FXRM	43.46	42.84	36.94	35.29
FXZY	54.01	53.89	47.54	45.21
LFZX	33.15	30.47	31.70	30.53
HARM	32.13	32.64	32.20	29.39
HAZY	34.34	33.79	34.04	31.96

在此基础上，本书从资产绩效、盈利能力、偿债能力、营运能力、发展能力等方面对样本公立医院财务治理绩效进行分析，并对 12 家三级公立医院的财务治理绩效进行综合性评价。

7.2　样本公立医院财务治理绩效分析

7.2.1　资产绩效

本书第 4 章分析了我国政府办公立医院财务运行绩效，反映出公立医院资产绩效多项指标为负值。其中资产收益率是业务收支结余与平均资产总额的比值。它是用来衡量公立医院资产创造多少业务收支结余的重要指标。资产收益率反映了一家医院运用资产的效率，净资产收益率可以反映一家医院增加收入、控制成本的能力。本书进一步从总资产和净资产两个维度分析样本地区 12 家公立医院的数据，可以发现，调查地区公立医院整体资产效益状况和全国的数据基本一致。2008～2010 年政府办医院的资产收益率分别为-2.11%、-1.10%、-0.86%。在本书调查的样本地区，2011～2014 年多家三级公立医院和二级公立医院资产收益率及净资产收益率为负数。其中净资产收益率负值最高达-63.64%（2011 年 EZS）（表 7-7～表 7-10）。可见，公立医院资产绩效堪忧。

表 7-7　2011～2014 年 12 家三级公立医院资产收益率（%）

医院代码	2011 年	2012 年	2013 年	2014 年
EZX	1.59	1.59	0.21	1.75
EZZ	−5.67	−1.49	0.16	6.66
EZS	−24.20	−18.60	−14.72	−0.18
ZJY	1.14	2.50	2.79	0.76

续表

医院代码	2011 年	2012 年	2013 年	2014 年
ZJS	1.49	3.21	2.40	1.06
ZJZ	−4.34	−5.45	−2.20	1.25
DTY	6.23	7.27	1.86	8.45
DTS	−2.56	−2.75	−2.83	−2.76
DTW	−1.23	−1.34	−1.05	−0.22
CZR	1.76	1.34	1.70	3.38
CZE	2.10	1.98	2.31	1.94
CZH	10.76	11.42	12.99	12.30

注：资产收益率＝业务收支结余÷平均资产总额×100%。

表 7-8　2013～2016 年 5 家二级公立医院资产收益率（%）

医院代码	2013 年	2014 年	2015 年	2016 年
FXRM	—	−1.35	−2.86	−3.28
FXZY	—	−5.94	−2.81	−0.51
LFZX	7.78	5.30	2.25	1.48
HARM	7.72	6.86	6.08	14.95
HAZY	12.03	10.71	10.39	11.29

注：资产收益率＝业务收支结余÷平均资产总额×100%。

表 7-9　2011～2014 年 12 家三级公立医院净资产收益率（%）

医院代码	2011 年	2012 年	2013 年	2014 年
EZX	2.39	2.49	0.36	2.73
EZZ	−26.82	−5.88	0.62	18.98
EZS	−63.64	−45.73	−37.12	−0.28
ZJY	2.65	6.78	8.08	2.59
ZJS	2.86	6.10	4.64	2.20
ZJZ	−10.59	−13.91	−6.04	3.58
DTY	3.22	8.31	2.95	16.44
DTS	−15.23	−17.21	−12.51	−23.89
DTW	−2.98	−2.98	−2.93	−0.82
CZR	1.79	2.10	2.12	4.59
CZE	3.66	3.79	3.85	3.22
CZH	19.08	20.35	20.07	18.81

注：净资产收益率＝业务收支结余÷[（期初净资产＋期末净资产）÷2]×100%。

表 7-10　2013～2016 年 5 家二级公立医院净资产收益率（%）

医院代码	2013 年	2014 年	2015 年	2016 年
FXRM	4.27	−3.36	−7.14	−7.83
FXZY	−17.29	−24.35	−9.57	−1.66
LFZX	12.02	8.66	3.72	2.45
HARM	15.72	14.64	12.30	27.06
HAZY	26.88	22.39	20.69	20.03

注：净资产收益率 = 业务收支结余÷[（期初净资产 + 期末净资产）÷2]×100%。

　　另外，本书选取万元资产年诊疗人次数、万元资产年出院人数和百元固定资产医疗收入指标来考察公立医院的资产贡献情况，从 2012～2014 年 12 家三级公立医院及 2013～2016 年 5 家二级公立医院的数据分析结果中发现（表 7-11 和表 7-12），三级公立医院及二级公立医院万元资产年诊疗人次数的差异性较大，其中三级公立医院该项指标最高值是最低值的 7.92 倍；二级公立医院该项指标最高值是最低值的 4.17 倍。课题组还进一步发现 12 家三级公立医院中的 4 家中医院的该项指标均高于其他类型的综合医院。H 县中医院（HAZY）的该项指标也明显高于县人民医院。当然，单独的该项指标不能完全说明中医院的资产贡献绩效高于其他类型综合医院。该指标结果应与中医独特的诊疗方式和相对于西医而言对于设备的依赖性较弱等原因有关。

表 7-11　2012～2014 年 12 家三级公立医院万元资产年诊疗人次数　（单位：人次）

医院代码	2012 年	2013 年	2014 年
EZX	6.24	5.86	4.92
EZZ	9.62	9.06	8.43
EZS	14.81	15.34	9.13
ZJY	10.26	9.71	8.63
ZJS	15.73	14.40	13.18
ZJZ	**24.88**	20.55	18.66
DTY	21.31	22.28	23.49
DTS	6.21	6.88	7.53
DTW	3.15	**3.14**	3.30
CZR	4.32	4.55	5.68
CZE	7.32	8.10	7.73
CZH	6.21	7.17	6.33

注：万元资产年诊疗人次数 = 年诊疗人次数÷[（期初资产总额 + 期末资产总额）÷2]×10000。

表 7-12　2013～2016 年 5 家二级公立医院万元资产年诊疗人次数（单位：人次）

医院代码	2013 年	2014 年	2015 年	2016 年
FXRM	—	10.05	8.95	9.42
FXZY	—	10.32	9.77	10.04
LFZX	14.05	10.03	**8.02**	8.68
HARM	16.76	14.80	14.95	13.22
HAZY	**33.45**	29.44	25.51	22.18

注：万元资产年诊疗人次数 = 年诊疗人次数÷[（期初资产总额＋期末资产总额）÷2]×10000。

同时，从万元资产年出院人数情况看（表 7-13 和表 7-14），12 家三级公立医院万元资产年出院人数的差异性较大，其中最高值和最低值的差别高达 10 倍；5 家二级公立医院万元资产年出院人数的差异性缩小，其中最高值是最低值的 2.43 倍。从 12 家三级公立医院百元固定资产医疗收入数据看，最高值是最低值的 8.42 倍；5 家二级公立医院百元固定资产医疗收入最高值是最低值的 5.37 倍（表 7-15 和表 7-16）。

表 7-13　2012～2014 年 12 家三级公立医院万元资产年出院人数（单位：人）

医院代码	2012 年	2013 年	2014 年
EZX	0.52	0.48	0.41
EZZ	0.60	0.62	0.76
EZS	2.05	1.70	1.17
ZJY	0.31	0.34	0.35
ZJS	0.48	0.44	0.41
ZJZ	0.35	0.33	0.29
DTY	1.78	**2.33**	1.34
DTS	0.95	1.74	0.40
DTW	0.32	0.59	**0.23**
CZR	0.37	0.42	0.33
CZE	0.66	0.79	0.45
CZH	0.43	0.82	0.45

注：万元资产年出院人数 = 年出院人数÷[（期初资产总额＋期末资产总额）÷2]×10000。

表 7-14　2013～2016 年 5 家二级公立医院万元资产年出院人数（单位：人）

医院代码	2013 年	2014 年	2015 年	2016 年
FXRM	—	1.23	1.24	1.32
FXZY	—	1.03	0.99	1.07

续表

医院代码	2013 年	2014 年	2015 年	2016 年
LFZX	1.23	0.93	0.83	**0.79**
HARM	1.21	1.10	1.12	1.20
HAZY	1.87	**1.92**	1.61	1.48

注：万元资产年出院人数 = 年出院人数÷[（期初资产总额 + 期末资产总额）÷2]×10000。

此外，百元固定资产医疗收入反映医院平均每百元固定资产所产生的价值，该指标从理论上反映了固定资产的利用效率。但通过深度访谈课题组进一步了解到：公立医院百元固定资产医疗收入行业内比较差异较大，这与公立医院的功能定位有关。例如，公立医院承担的急救功能决定其在服务半径内需要提供相应的急诊服务，但是也会面临急救设备长时间闲置及使用率低的问题。此外，医院收治的病种的差异性决定了其治疗手段的差异性，也会对设备使用率产生影响。因此，在财务治理评价中不宜单独考虑该指标，应结合历史和行业进行比较。

表 7-15　2012～2014 年 12 家三级公立医院百元固定资产医疗收入　（单位：元）

医院代码	2012 年	2013 年	2014 年
EZX	141.03	301.25	296.65
EZZ	179.59	204.64	232.89
EZS	360.00	155.66	112.75
ZJY	170.99	93.79	101.14
ZJS	106.01	126.21	**89.67**
ZJZ	279.94	362.28	74.99
DTY	387.23	403.89	351.24
DTS	88.45	89.94	92.80
DTW	120.43	129.94	139.60
CZR	297.11	307.44	248.07
CZE	96.45	124.31	93.24
CZH	339.21	**754.68**	375.89

注：百元固定资产医疗收入指平均每百元固定资产所产生的价值，反映了固定资产的利用效率。百元固定资产医疗收入 = 医疗收入÷平均占用固定资产净值×100。

表 7-16　2013～2016 年 5 家二级公立医院百元固定资产医疗收入　（单位：元）

医院代码	2013 年	2014 年	2015 年	2016 年
FXRM	95.31	97.64	103.45	114.33
FXZY	374.81	**92.26**	110.30	120.57
LFZX	150.86	152.13	110.08	120.91
HARM	277.55	289.35	365.09	**495.60**
HAZY	157.83	175.50	168.90	167.41

注：百元固定资产医疗收入指平均每百元固定资产所产生的价值，反映了固定资产的利用效率。百元固定资产医疗收入＝医疗收入÷平均占用固定资产净值×100。

7.2.2　盈利能力

由于全国数据反映的是均值水平，实际各家医院的实际情况差异较大。从业务收支结余率指标看，在本课题组所选取的三级样本医院中，业务收支结余率最低值达到–21.68%（2012 年 EZS），最高值为 15.41%；二级样本医院中业务收支结余率最高值为 17.52%，最低值为–9.76%（2014 年 FXZY）（表 7-17 和表 7-18）。

目前我国公立医院盈利能力差的原因主要包括：①公立医院由于其特有的产权属性无盈利约束与激励，这是公立医院盈利能力缺乏最根本的原因；②公立医院未建立有效的财务治理机构、治理机制和有效内控机制；③公立医院大多不重视成本管理和成本核算，成本管理和成本核算工作未在医院实际推行；④与医疗服务定价有关。

表 7-17　2012～2014 年 12 家三级公立医院业务收支结余率情况（%）

医院代码	2012 年	2013 年	2014 年
EZX	2.78	0.35	2.87
EZZ	–2.72	0.23	7.83
EZS	**–21.68**	–19.12	–0.23
ZJY	4.88	4.76	1.28
ZJS	5.32	3.94	1.74
ZJZ	–9.62	–4.03	2.31
DTY	0.45	1.49	6.96
DTS	–4.21	–4.30	–4.17
DTW	–3.87	–3.65	–0.70
CZR	2.64	3.36	6.34
CZE	3.10	3.21	2.74
CZH	15.39	15.21	**15.41**

注：业务收入结余率＝（业务收入–业务支出）÷（医疗收入＋财政基本支出补助收入＋其他收入）×100%。

表 7-18 　2013～2016 年 5 家二级公立医院业务收支结余率情况（%）

医院代码	2013 年	2014 年	2015 年	2016 年
FXRM	2.45	−1.74	−3.67	−3.65
FXZY	−5.49	**−9.76**	−4.26	−0.68
LFZX	10.30	8.22	3.93	2.46
HARM	9.77	9.40	7.87	**17.52**
HAZY	10.51	9.55	10.42	11.79

注：业务收入结余率 =（业务收入−业务支出）÷（医疗收入 + 财政基本支出补助收入 + 其他收入）×100%。

本书还选取了百元医疗收入的医疗支出指标评价医院的盈利能力。12 家三级公立医院的该项指标在 73.90～111.97 元；5 家二级公立医院的该项指标在 66.31～93.41 元（表 7-19 和表 7-20）。

表 7-19 和表 7-20 中的数据显示：①较高的百元医疗收入的医疗支出与当前的医疗服务定价体制有关。医疗服务定价未建立在成本核算的基础上，导致医疗服务价值与价格不统一。②医疗机构内部缺乏规范的成本核算工作。一方面，只有医疗机构做好医疗服务成本核算，才能为医疗服务价格制定及调整提供科学的数据与依据。另一方面，成本核算是医院重要的管理手段，有利于提高医院的经济运行效率。

表 7-19 　2012～2014 年 12 家三级公立医院百元医疗收入的医疗支出 　（单位：元）

医院代码	2012 年	2013 年	2014 年
EZX	85.52	81.79	89.79
EZZ	88.30	90.51	87.13
EZS	**111.97**	95.87	100.81
ZJY	81.48	81.97	84.80
ZJS	84.11	84.57	82.84
ZJZ	101.88	96.64	91.91
DTY	76.50	79.89	**73.90**
DTS	77.23	78.08	79.82
DTW	93.13	93.09	94.65
CZR	74.11	80.25	78.99
CZE	81.18	81.55	80.26
CZH	79.12	75.89	77.58

注：百元医疗收入的医疗支出 = 业务支出/业务收入×100。

表 7-20　2013～2016 年 5 家二级公立医院百元医疗收入的医疗支出（单位：元）

医院代码	2013 年	2014 年	2015 年	2016 年
FXRM	81.93	86.82	90.70	89.73
FXZY	90.12	**93.41**	92.96	92.30
LFZX	**66.31**	68.21	78.47	81.33
HARM	76.81	75.82	76.02	71.14
HAZY	71.62	72.01	72.26	67.67

注：百元医疗收入的医疗支出＝业务支出/业务收入×100。

7.2.3　偿债能力

本书中专家咨询的结果显示公立医院的资产负债率的安全范围应该在 30%～40%，尤其对于偿债能力弱的公立医院，资产负债率超过 30% 就可能有较大的财务风险，其中，县、市级医院尤为突出。负债经营存在一定的风险，如何防范负债风险已成为公立医院迫切需要解决的现实问题。

资产负债率是国际公认的衡量偿还能力及经营分析的重要指标。但在实际管理中，仅仅依靠资产负债率的高低也难以准确地判断负债状况的优劣，必须结合医院的资产负债结构及医院的特点进行分析。通过深度访谈了解到，多数样本医院应付账款项目占据医疗机构负债总额的 1/3 以上，与全国性数据基本一致。进一步通过样本地区数据比对还发现，医院的资产负债率高与医院的规模相关，因为医院规模越大，药品的经销额度相对越高，直接导致应付账款项目额度越高。同时，资产负债率与医院的经营效益相关，例如，个别医院由医院建设导致的历史性负债，由于经营效益欠佳，后续年份资产负债比率持续较高。

而从课题组收集的 2012～2014 年四市 12 家三级公立医院及 2013～2016 年三县 5 家二级公立医院的数据看（表 7-21 和表 7-22），其中三级公立医院资产负债率最高达到了 88.44%，二级公立医院资产负债率最高达到了 80.61%，而多家医院的资产负债率高于 60%，12 家三级公立医院中，除 1 家医院外，其他各家医院的资产负债率均高于全国的平均水平，尤其是 2013 年和 2014 年的数据结果佐证了课题组关于全国的资产负债率被低估的分析结论。

表 7-21　2012～2014 年 12 家三级公立医院资产负债率（%）

医院代码	2012 年	2013 年	2014 年
EZX	36.21	41.09	35.89
EZZ	74.72	74.38	64.90
EZS	59.33	60.34	37.27
ZJY	63.10	65.42	70.59

续表

医院代码	2012 年	2013 年	2014 年
ZJS	47.35	48.40	51.71
ZJZ	60.81	65.44	64.94
DTY	42.78	36.87	48.60
DTS	73.11	77.37	**88.44**
DTW	61.34	64.17	72.73
CZR	19.45	19.77	26.20
CZE	39.20	39.90	39.76
CZH	34.79	35.26	34.58

表 7-22　2013～2016 年 5 家二级公立医院资产负债率（%）

医院代码	2013 年	2014 年	2015 年	2016 年
FXRM	58.64	60.87	59.04	57.10
FXZY	**80.61**	71.67	69.61	68.75
LFZX	35.49	40.86	38.41	40.56
HARM	54.19	52.19	49.10	40.87
HAZY	53.86	50.76	48.99	39.35

如表 7-23 和表 7-24 所示，按照各项目在总负债中所占份额排序，前三位分别为应付账款、长期借款、长期应付款。调查地区公立医院整体负债结构情况和全国的数据基本一致。其中，排列第一位的应付账款项目占据医疗机构负债总额的比例较高，部分医疗机构甚至达到 50%以上，通过深度访谈了解此部分应付账款主要来自药品及医疗器械等医药生产企业。因此，也可以进一步确认目前我国公立医疗机构融资份额的较大比重来自于医药生产企业，不利于我国整个医药行业的良性循环发展。

7.2.4　营运能力

在医院经营过程中，除了拓宽资金来源渠道，解决医院资金短缺问题的另一重要途径是提高现有资产的管理质量和利用效率，即提高医院的资产营运能力。医院营运资金充足与否关系到医院总体财务状况是否稳健良好，运营效率的高低直接体现医院资产利用效率与经营管理水平。反映医院营运能力的主要指标有资产周转率，其是医院在一定时期主营业务（即医疗业务）收入与平均资产总额的比率，反映医院全部资产从投入到产出的流转速度，是衡量医院经营质量的一项重要指标，是管理效率高低的综合反映。全国性统计结果显示，作为反映医院资

表 7-23　2014 年 9 家三级公立医院负债结构

项目	EZS2 金额/万元	EZS2 比例/%	EZX2 金额/万元	EZX2 比例/%	EZL2 金额/万元	EZL2 比例/%	DTS 金额/万元	DTS 比例/%	DTW 金额/万元	DTW 比例/%	DIY 金额/万元	DIY 比例/%	CZE 金额/万元	CZE 比例/%	CZH 金额/万元	CZH 比例/%	CZR 金额/万元	CZR 比例/%
流动负债合计	970.00	57.26	17527.00	55.02	8231.00	76.38	36897.76	48.77	30265.20	23.61	12459.75	86.17	12621.45	82.46	38938.33	100.00	21888.42	74.87
其中：短期借款	0	0	0	0	0	0	0	0	0	0	3000.00	24.08	2600.00	20.60	0	0	0	0
应付账款	383	39.48	11430.00	65.21	6179.00	75.07	29599.68	80.22	23518.76	77.71	3424.42	27.48	8592.43	68.08	34310.71	88.12	16779.04	76.66
长期负债合计	724.00	42.74	14326.00	44.98	2545.00	23.62	38766.67	51.23	97928.63	76.39	2000.00	13.83	2685.46	17.54	0	0	7346.00	25.13
其中：长期借款	286.00	39.50	14000.00	97.72	1200.00	41.75	38100.00	98.28	67900.00	69.34	2000.00	100.00	2670.00	99.42	0	0	7346.00	100.00
长期应付款	438.00	60.50	326.00	2.28	1345.00	52.85	666.67	1.72	30028.63	30.66	0	0	15.46	0.58	0	0	0	0
其中：基本建设负债	—	—	—	—	—	—	400.99	1.03	67900.00	69.34	0	0	1770.00	65.91	0	0	0	0
设备购置负债	—	—	—	—	—	—	7000.00	18.06	30028.63	30.66	0	0	900.00	33.51	0	0	0	0
负债总计	1694.00	100.00	31853.00	100.00	10776.00	100.00	75664.43	100.00	128193.83	100.00	14459.75	100.00	15306.91	100.00	38938.33	100.00	29234.42	100.00

表 7-24　　2016 年 5 家二级公立医院负债结构

项目	FXRM		FXZY		HARM		HAZY		LFZX	
	金额/万元	比例/%	金额/万元	比例/%	金额/万元	比例/%	金额/万元	比例/%	金额/万元	比例/%
流动负债合计	10700.60	73.20	3259.60	40.87	13613.87	74.74	2966.35	55.8	7364.93	51.05
其中：短期借款	0	0	366.69	11.25	0	0	0	0	0	0
应付账款	6649.95	62.15	2058.24	63.14	10656.49	78.28	2412.99	81.35	5758.57	78.19
长期负债合计	3918.57	26.80	4716.01	59.13	4600.00	25.26	2350.00	44.2	7062.80	48.95
其中：长期借款	1407.00	35.01	2107.38	44.69	4600.00	100.00	2350.00	100.00	6922.63	98.02
长期应付款	2511.57	64.09	2608.63	55.31	0	0	0	0	140.17	1.98
其中：基本建设负债	1007.00	25.70	4716.01	100.00	——	——	——	——	——	——
设备购置负债	400.00	10.21	0	0	——	——	——	——	——	——
负债总计	14619.17	100.00	7975.61	100.00	18213.87	100.00	5316.35	100.00	14427.73	100.00

产营运能力的重要指标，2008~2010 年，我国政府办医院在除流动资产之外的其他各项资产周转率上，均保持总体上升态势，这种资产流转速度的加快在一定程度上缓解了医院的财务压力。一般情况下，指标越高，表明医院营业能力越强，资产利用效率越高。在全国性数据中，2008~2010 年公立医院的资产周转率在 66%~70%（分别为 67.76%、66.98% 和 69.03%）；而流动资产周转率的逐年下降态势也提示我国政府办医院应当重视并加强对流动资产的利用管理，以提高其营运效率。

本课题调研的样本地区 12 家三级公立医院的资产周转率大部分在 26%~83%，二级公立医院资产周转率在 51.69%~110.86%。其中，一家三级公立医院（DTY）资产周转率和一家二级公立医院（HAZY）高达 110% 以上。本课题组通过专家咨询得到公立医院资产周转率标准值应 >60%，在调研地区仍存在部分医院（如 DTW）资产周转率较低，表明其资金的利用效率较低（表 7-25 和表 7-26）。

表 7-25　2012～2014 年 12 家三级公立医院资产周转率（%）

医院代码	2012 年	2013 年	2014 年
EZX	53.25	59.31	54.53
EZZ	51.28	63.51	78.67
EZS	67.07	62.53	59.03
ZJY	50.98	58.32	59.07
ZJS	58.10	59.46	59.81
ZJZ	53.09	52.63	52.36
DTY	**114.32**	**117.28**	**115.92**
DTS	62.45	62.26	62.84
DTW	**28.36**	**26.95**	**30.44**
CZR	47.32	46.34	49.69
CZE	66.20	67.83	66.36
CZH	79.31	82.20	76.99

注：资产周转率 =（医疗收入 + 其他收入）/平均总资产×100%。

表 7-26　2013～2016 年 5 家二级公立医院资产周转率（%）

医院代码	2013 年	2014 年	2015 年	2016 年
FXRM	—	73.94	74.52	85.05
FXZY	—	58.38	63.25	71.48
LFZX	68.44	57.76	51.69	52.63
HARM	77.41	71.67	74.17	80.21
HAZY	**110.86**	109.01	95.13	92.08

注：资产周转率 =（医疗收入 + 其他收入）/平均总资产×100%。

7.2.5　发展能力

在四市 12 家三级公立医院的相关数据中，12 家公立医院的总资产增长率差异程度较大。除了 DTS 医院在 2013 年资产增长率为负数，其余医院连续三年资产增长率均为正数，该增长趋势同样体现在二级公立医院中。这表明本书所调研样本地区公立医院的各类资产规模均在以不同程度扩大（表 7-27 和表 7-28）。

表 7-27　2012～2014 年 12 家三级公立医院总资产增长率（%）

医院代码	2012 年	2013 年	2014 年
EZX	16.60	6.50	23.02
EZZ	53.53	20.08	9.39

续表

医院代码	2012 年	2013 年	2014 年
EZS	19.30	34.56	77.96
ZJY	25.41	6.91	7.33
ZJS	16.54	12.88	15.15
ZJZ	1.31	15.75	12.26
DTY	33.24	34.98	34.71
DTS	−2.45	−1.65	4.90
DTW	4.65	12.20	5.41
CZR	14.56	33.61	20.33
CZE	10.45	12.42	7.12
CZH	16.25	17.45	13.99

注：总资产增长率＝（期末总资产−期初总资产）/期初总资产×100%。

表 7-28　2013～2016 年 5 家二级公立医院总资产增长率（%）

医院代码	2013 年	2014 年	2015 年	2016 年
FXRM	—	9.78	0.34	−0.44
FXZY	—	26.25	−8.51	15.59
LFZX	14.44	64.25	0.23	11.04
HARM	35.76	11.71	6.58	12.30
HAZY	26.30	19.35	23.72	24.64

注：总资产增长率＝（期末总资产−期初总资产）/期初总资产×100%。

此外，本书还调查了公立医院的净资产增长情况。17 家样本公立医院中有 6 家公立医院净资产增长率出现负值，其中 DTS 和 DTW 两家医院连续三年净资产增长率出现负值情况（表 7-29 和表 7-30）。从两家医院的收支结余数据可以看出，这两家医院当年收支结余连续三年为负值，连续亏损导致吞噬净资产的情况发生。

表 7-29　2011～2014 年 12 家三级公立医院净资产增长率（%）

医院代码	2012 年	2013 年	2014 年
EZX	11.73	−1.64	33.87
EZZ	83.63	21.61	49.87
EZS	27.60	31.22	181.44
ZJY	7.41	0.19	−8.73
ZJS	18.21	10.63	7.78
ZJZ	−3.13	7.58	8.05
DTY	6.34	2.17	17.25
DTS	−9.31	−61.88	−11.93

　　　　　　　　　　　　　　　　　　　　　　　　　　　　　　　　续表

医院代码	2012 年	2013 年	2014 年
DTW	−8.13	−3.55	−31.61
CZR	17.42	20.88	11.80
CZE	10.45	19.85	1.54
CZH	24.13	20.97	13.36

注：净资产增长率＝（期末净资产−期初净资产）÷期初净资产×100%。

表 7-30　2013～2016 年 5 家二级公立医院净资产增长率（%）

医院代码	2013 年	2014 年	2015 年	2016 年
FXRM	9.37	3.87	5.03	4.27
FXZY	−9.34	84.45	−1.84	18.87
LFZX	13.45	50.59	4.38	7.17
HARM	16.04	16.59	13.47	30.48
HAZY	35.60	27.37	28.17	48.18

注：净资产增长率＝（期末净资产−期初净资产）÷期初净资产×100%。

7.3　公立医院财务治理绩效综合性评价

　　运用前期研究建立的公立医院财务治理绩效指标体系，对调研获取的四市 12 家三级公立医院 2013 年和 2014 年的财务数据进行统计分析，以评价 12 家三级公立医院不同年份的财务治理绩效。

　　在数据处理过程中，基于医院财务信息的可得性和综合评价结果的可比性，从公立医院财务治理绩效指标体系中筛选了 15 个定量指标（表 7-31），将 12 家三级公立医院不同年份的 15 个定量指标的对应指标值分别同各指标的标准值进行比较，达到标准值或符合标准值范围的记为 1，否则记为 0。

表 7-31　12 家三级公立医院财务绩效综合考核指标

考核指标	标准值	组合权重
净资产收益率与增长率之差	<5%	0.1288
收支结余率与事业基金增长率之差	<5%	0.1212
资产收益率	5%～10%	0.0221
净资产收益率	5%～10%	0.0249
固定资产收益率	>10%	0.0160
百元固定资产医疗收入	≥120 元	0.0265
收支结余率	5%	0.0091

续表

考核指标	标准值	组合权重
业务收支结余率	5%~10%	0.0118
人员经费支出比率	25%~30%	0.0101
管理费用率	<20%	0.0139
资产负债率	<30%	0.0279
资产周转率	>60%	0.0110
病床使用率	90%~110%	0.0182
净资产增长率	>10%	0.0107
事业基金增长率	>5%	0.0131

在此基础上，依据各指标在整个公立医院财务治理绩效指标体系中的组合权重，对各医院不同年份的财务治理绩效得分进行加权求和，得到原始得分（式（7-1））。然后，利用 15 个定量指标的组合权重总分作为分母，对原始得分进行标化处理（式（7-2）），最终形成 12 家公立医院 2013 年和 2014 年的财务治理综合绩效评价结果（表 7-32）。

$$某医院财务治理绩效的原始得分 OS = \Sigma J_i W_i \qquad (7\text{-}1)$$

$$某医院财务治理绩效的标化得分 SS = OS / \Sigma W_i \qquad (7\text{-}2)$$

其中，J_i 为某医院第 i 个指标对应的得分，取值为 1 或 0；W_i 为第 i 个指标在整个指标体系中的组合权重。

表 7-32　12 家三级公立医院 2013 年和 2014 年财务绩效综合评分

医院代码	2013 年			2014 年		
	原始得分	标化得分	排序	原始得分	标化得分	排序
EZZ	0.3444	0.7402	2	0.4034	0.8670	1
DTY	0.2875	0.6179	7	0.3885	0.8349	2
CZR	0.3442	0.7397	3	0.3833	0.8238	3
EZX	0.1927	0.4141	9	0.3484	0.7488	4
DTS	0.0292	0.0628	12	0.3024	0.6499	5
EZS	0.3113	0.6690	4	0.2978	0.6400	6
CZE	0.3113	0.6690	5	0.2741	0.5891	7
CZH	0.3513	0.7550	1	0.2124	0.4565	8
ZJS	0.1981	0.4257	8	0.1427	0.3067	9
ZJZ	0.1692	0.3636	10	0.1427	0.3067	10
DTW	0.3086	0.6632	6	0.0687	0.1476	11
ZJY	0.0580	0.1247	11	0.0230	0.0494	12

从总体评价结果来看，2013 年和 2014 年 12 家三级公立医院的财务治理绩效得分总体不甚理想，最高标化得分为 2014 年 EZZ 医院的 0.8670 分，最低标化得分为 2014 年的 ZJY 医院，仅为 0.0494 分。作为三级公立医院，12 家医院财务治理绩效的最高得分不及测量指标总分的 90%，两个年度均有医院财务绩效的得分低于测量指标总分的 10%，部分公立医院的财务治理绩效状况堪忧。

从不同年份的评价结果来看，2013 年（平均值±标准差为 0.5204±0.2303）和 2014 年（平均值±标准差为 0.5350±0.2666）不同医院的财务治理绩效得分的差别明显，且呈现较大的波动性。2013 年和 2014 年 12 家三级公立医院财务治理绩效的平均标化得分分别为 0.5204 和 0.5350，整体水平不高，2013 年 12 家三级公立医院财务治理绩效的平均标化得分低于 2014 年。但观察中位数情况发现，2013 年标化得分的中位数（0.6406）却高于 2014 年（0.6146）。究其原因，便是 2013 年和 2014 年 12 家三级公立医院财务治理绩效得分的变异性明显。2013 年 12 家三级公立医院财务治理绩效的最高标化得分（0.7550）约是最低标化得分（0.0628）的 12 倍，12 家三级公立医院绩效标化得分的极差、标准差和变异系数分别为 0.6922、0.2303 和 44.25%，2014 年 12 家三级公立医院财务治理绩效的最高标化得分（0.8670）达到最低标化得分（0.0494）的 17.5 倍，12 家三级公立医院绩效标化得分的极差、标准差和变异系数更分别达到 0.8176、0.2666 和 49.82%。由此可见，虽然同为三级公立医院，但不同医院间的财务治理绩效呈现出非常大的差异性。

而从各医院不同年份的绩效得分来看，部分医院同样呈现出十分明显的波动性。ZJY 医院 2014 年的财务治理绩效标化得分不足 2013 年的 2/5，DTW 医院 2014 年的财务治理绩效标化得分不足 2013 年的 1/4，而 DTS 医院 2013 年和 2014 年的财务治理绩效标化得分分别为 0.0628 和 0.6499，2014 年的绩效标化得分是 2013 年的 10 倍以上。由此可见，即便是同一家医院，部分公立医院在不同年份的财务治理绩效表现也具有相当大的波动性，财务治理绩效的稳定性较差。

第8章 我国公立医院医生薪酬制度研究

公立医院医生薪酬制度改革是我国医药卫生体制改革中亟须解决的核心问题之一，也是公立医院各项改革的关键点。本章聚焦于我国公立医院医生薪酬制度改革，其内容具有一定的独立性。前面已介绍了公立医院财务治理宏观视角，包括卫生规划与资源配置、国有资产管理、经济运行监管等领域；微观视角包括公立医院内部经济运行与财务活动。因此，公立医院医生薪酬制度与公立医院宏观财务治理及微观经济运行均有交叉。基于此，本章将公立医院医生薪酬制度改革作为一个与公立医院财务治理相关的问题单独探讨。

如何定义公立医院的薪酬制度是本章的概念框架及分析基础。笔者认为公立医院医生薪酬制度涵盖医生薪酬的来源、支付及内部激励机制设计。在此概念框架下，本章对公立医院医生薪酬制度设计进行探讨，在对公立医院医生薪酬制度与公立医院财务治理的关系、公立医院医生薪酬制度现状及存在的问题进行阐述的基础上，深入分析其与卫生体制之间的关系，同时借鉴国际经验，对我国公立医院医生薪酬制度的设计提出政策建议。

8.1 我国公立医院医生薪酬制度的体制背景

宏观上，医生薪酬制度改革涉及公立医院管理体制与治理机制、财政补助与人事制度、医疗保险的支付及医疗服务定价等。同时，医生薪酬不单单只为体现医生的技术及劳务付出，同时可与成本管控、医疗质量结合起来[101]。通过影响医生行为进而影响医院的运行效率、成本控制及服务质量，并最终影响国家卫生服务目标的实现。微观上，薪酬本身就是一项激励医务人员行为的措施，其水平、结构、支付方式都会产生激励效果。医生的薪酬制度对公立医院内部激励机制的设计以及激励医生诊疗行为起着直接和有效的杠杆作用。另外，公立医院与一般社会组织相比具有特殊性，主要表现为公立医院及其员工的关系不是传统意义的雇主与雇员关系[102]。因此，公立医院薪酬体系的设计还需要考虑其特殊性。基于此，公立医院医生薪酬制度研究是国际卫生管理领域公认的重点和难题之一。

党的十八届三中全会通过的《中共中央关于全面深化改革若干重大问题的决定》提出"加快公立医院改革，落实政府责任，建立科学的医疗绩效评价机制和适应行业特点的人才培养、人事薪酬制度"。在本书初稿完成之际，2017 年 1 月 24 日人力资源社会保障部、财政部等四部门联合印发《关于开展公立医院薪酬制度改革试点工作的指导意见》指出，医疗行业人才培养周期长、职业风险高、技术难度大、责任担当重，要求在全国范围内启动公立医院薪酬制度改革试点，建立符合医疗行业特点，体现以知识价值为导向的公立医院薪酬制度。试点公立医院薪酬总额要建立动态调整机制，稳步提高医务人员薪酬水平。由此可见，公立医院的薪酬制度改革已经上升到了国家政策层面，解决好医生薪酬问题也是当前公立医院改革乃至医药卫生体制改革亟须解决的实践问题之一。

公立医院医生薪酬制度不是孤立存在的，它是在一定历史条件下形成的，并受到宏观卫生政策环境的影响。

1）卫生筹资制度

公立医院的主要资金来源取决于一个国家占主导地位的卫生筹资制度。公立医院资金来源实际上决定了公立医院医生薪酬的来源，这也意味着医院和医生是需要通过对患者（包括医疗保险患者或自费患者）提供服务从而依靠市场激励或者类似市场的激励取得收入，还是单纯从政府预算支出中获得收入。也就是说医生的处方行为表面看与薪酬制度的设计相关，实则关系国家对于医疗卫生的投入结构。自 1990 年以来，我国政府卫生支出在卫生总费用中的比重持续下降，到 2000 年下降到谷底（15.5%）。自 2000 年以来，政府卫生支出在卫生总费用中的比重开始上升，在 2013 年卫生总费用中，政府、社会和个人卫生支出分别占到 30.1%、36.0% 和 33.9%[103]。我国卫生筹资模式接近于"7＋3"模式，即包括政府预算支出与公立医疗保险筹资在内的公共支出比例接近七成，个人支出约为三成。在此卫生筹资框架下，尽管政府对医疗保障制度的投入大幅增加，但是公立医院的直接财政投入在其收入总额中所占比例仅为 10%，只相当于人员支出的 1/3。另外，大量的公共投入是通过"医保购买服务"的方式进入公立医院的。因此，尽管我国卫生筹资中公共支出比例逐年增加，但公立医院的人员工资、基础建设投入等主要通过医院提供服务来获取，服务成本越高，得到的补偿就越多。

2）组织制度

医生的薪酬制度与医疗机构的组织结构密切相关。虽然从筹资角度，政府对公立医院的投入逐年减少，但是从整个社会的组织体系上看，公立医院仍然是政府庞大的行政体系中的一个组成部分。公立医院沿袭"行政化"的事业单位的身份和特点，其中关键的标志是政府对于公立医院的编制约束和医生的"单位人"的身份问题。尽管公立医院实行了"政事分开"的治理结构改革，但是公立医院医生的基本工资仍然延续计划经济时期事业单位管理模式。这是从组织制度改革上的制度惯性使然，公立医院医生的工资制度难以突破传统的计划体制。

3）医疗服务定价制度

一般来说，医疗服务的定价是对医生人力资本的定价，医疗服务价格应该体现医生提供服务的价值。医疗服务领域的诸多特殊性导致医疗服务价格受到政府不同程度的干预。在药品定价虚高，医疗服务定价不能体现医生的劳务价值并且允许以药品收入补贴医生的劳务价值的情况下，必然诱导医生"过度服务""过度用药"的行为，这意味着医生的劳动价值不是通过合理确定技术劳务收费而是通过药品、耗材加价或大型设备检查高成本定价等手段体现的，从而导致医疗费用迅速上涨。另外，在目前的公立医院绩效工资制度下，医生的工资收入与科室的绩效相关，而科室的绩效与科室提供的医疗服务项目的定价相关，这也就意味着医疗服务定价是决定医生薪酬水平的重要因素。

4）医疗服务的支付制度

相关研究表明，财务诱因可引导医师的医疗服务行为[104, 105]。对医生薪酬支付制度的改革能够改进医生的效率和卫生服务的质量[106]。在当前的筹资背景下，医疗保险的支付方式成为医院经济行为和医生成本动机的重要杠杆。例如，当医疗保险支付方式是按服务付费时，医生是没有动力关心医疗成本的；当服务支付方式按人头支付时，医生往往出现推诿重病和成本转移的行为。我国大多数地区的医疗保险制度仍然采用总额预算和按服务付费的传统方式。因此，在现行的以按服务项目支付为主的医疗服务支付制度下，公立医院不仅没有动力控制费用，反而会把费用越推越高。

因此，公立医院医生薪酬制度受到宏观制度环境的影响。宏观制度不仅决定了医生的劳动力价值的定价水平，同时决定了医生薪酬的内部激励；其中，组织制度主要影响公立医院管理者及医务人员的身份，同时编制约束也对医务人员的薪酬水平、结构和公平性产生影响。因此，当前我国公立医院医生薪酬制度存在的问题在很大程度上是卫生政策存在偏差，这是一个综合性问题。薪酬制度改革需要与其他相关领域的改革和发展同步进行，需要在全面深化医疗卫生体制改革的大前提下采取综合配套的政策措施，这样才能有效地实现其政策目标。

8.2　我国公立医院医生薪酬制度与公立医院财务治理的关系

研究公立医院医生薪酬制度的首要任务是界定清楚什么是医生薪酬制度。学界对于公立医院医生薪酬制度尚且没有统一的定义。笔者在《利益集团博弈与中国医疗卫生制度变迁》一书中对医疗卫生制度的定义进行过系统梳理。从制度经济学的角度出发，医疗卫生制度的内涵包括：一是利益分配核心规则，即医疗卫生资源服务于谁？其产权归属及交易费用的分摊方式是什么？二是医疗资源配置方式的变化，即通过何种手段服务于目标群体？而医疗体制改革从本质上通过机制（筹资、供给、规制、行为等）改革改变医疗的功能（医疗公平、效率、绩效等）。因此，公立医院医生薪酬制度涵盖医生的薪酬来源、医生的薪酬支付方式及医生薪酬的内部激励机制设计。依据公立医院财务治理结构，公立医院的财权配置及内部运行从不同层面决定和影响着医生的薪酬制度。

（1）在出资者财权层面，理论上由公立医院出资者享有剩余收益及分配权。但是，公立医院属于非营利组织，其剩余索取权与营利组织有本质区别。从组织运营目标来看，保持非营利运行的公益性是公立医院法人治理及财务治理的出发点和归宿。非营利性要求公立医院不得向任何人分配医院的剩余，即收支结余。也就是说，出资者也不应享有剩余收益分配权。本书在第 5 章探讨了公立医院的收支结余使用权限应该下放。但是，在公立医院出资者财权层面，收支结余的使用权限如何下放，使用范围如何限定，仍然存在很多学理上的问题有待进一步解决，这些问题的解决也是推进公立医院医生薪酬制度改革的理论前提和条件。

（2）在法人财权层面，公立医院法人实质性地拥有了公立医院的收益分配权。但是，公立医院作为非营利组织，其收入只能用于自身的发展，不能用于对外投资或出资者的经济回报。因此，在法人财权层面涉及政府的薪酬管理部门、公立医院资产管理部门及公立医院在薪酬管理上责任和权限的划分。公立医院法人应在法人财权的框架下，与相关部门一起决定薪酬分配方式并核定薪酬的总量及人员经费占总支出的比例。

（3）在管理者财权层面，公立医院的管理者在既定的薪酬分配方式的框架下自主设计医务人员的薪酬分配方案。薪酬分配方案既包括薪酬总体水平、薪酬结构和构成、薪酬的动态调整方案等，同时也包括基于岗位、绩效或技能等因素的薪酬体系的设计。

8.3　我国公立医院医生薪酬制度现状及存在的问题

8.3.1　公立医院医生薪酬的筹资现状

从各国医生收入来源看，公立医院医生的薪酬主要来自于税收和医疗服务项目收费两个渠道。例如，英国通过税收筹资，医生人才成本则由财政补偿；德国、法国通过社会保险筹资，则通过医疗服务收费的方式由社会保险和患者共同补偿。西方国家公立医院的医生同时也可以是私人医生，因此，公立医院医生薪酬来源多数为复合方式，既有来自于政府的税收，也有依靠服务项目的收费。其中，来源于税收的医生薪酬，与提供医疗服务的数量不存在直接关系。很多发达国家的卫生体制通过明确政府对医疗卫生的职责及公立医院功能定位，并配合全民医疗保障制度，确保公立医院医生合理的薪酬来源，而非鼓励医院和医生单纯通过提供医药服务来增加医院的收入。

1）我国公立医院医生薪酬来源与结构

目前，我国公立医院的资金来源主要包括两个方面：政府投入和服务收费。其中，政府直接投入即医院的财政补助收入包括基本支出补助收入和项目支出补助收入。政府对公立医院的平均投入占医院总收入的比例为8%～10%。以2009年为例，公立医院的业务收入占总收入的比例达到91.2%，而财政补助只占其总收入的8.5%。其中，人员支出占总支出的26%[107]。换言之，政府对公立医院的总体投入水平仅为人员支出的1/3，医生薪酬的2/3来源于医疗服务的收费。2006年，世界卫生组织通过对具有代表性的43个国家进行统计分析认为，政府和非政府平均支付给卫生工作人员的支出占全部卫生支出的平均比例应接近50%[108]。相比之下，我国政府对公立医院人力的投入比例较低，医疗服务收费成为医院支付人力成本的主要来源。政府职责不到位导致公立医院医生薪酬来源保障性差。

2）以医疗服务收费为主要收入来源的医生薪酬制度的负效应

在政府投入不足的背景下，公立医院的人力成本补偿取决于对患者的医疗服务收费，即医生收入的高低取决于其提供的医疗服务的数量和价格。在医疗服务定价控制的前提下，加之"以药补医"、按项目付费等制度安排，就医的患者越多，消耗的医疗材料和药品越多，医院的收入越高，随之医生的收入水平也就越高。在政府对公立医院的发展规模缺乏严格控制的背景下，这种经济利益杠杆不仅催生医生开"大处方"的行为，也促使公立医院通过"以药养医"、规模扩张等途径来实现收支平衡。最终导致医疗卫生资源配置不合理和老百姓"看病难""看病贵"的问题。

同时，公立医院医生薪酬主要来源于服务收费，导致医生的薪酬水平差异性加大。这种差异性主要体现在农村和城市、区域间以及不同级别公立医院中。以上海市为例，2012年上海市卫生和计划生育委员会统计调查显示，市级医院、区县医院、社区医院医生和护士的收入比分别为1.75、1.33和1.30，市级医院在职职工年均收入中位数、区县医院在职职工年均收入中位数、社区医院在职职工年均收入中位数分别相当于当年从业人员平均工资的3.2倍、2.3倍和1.9倍。2010年上海市卫生和计划生育委员会典型调查结果显示，同级别医院业务规模的不同，收入也存在差异[109]。这种收入的差异性进一步加剧了卫生人力资源配置的不合理性。

8.3.2 公立医院医生薪酬支付模式

传统的医生薪酬支付方式主要有工资制（salary）、按服务支付（fee for service）和按人头付费（capitation）。如何支付医生的薪酬极大地影响着供给诱导需求行为、过分专业化和非必要技术的使用，最终导致医疗支出难以为继地增加[110]。上述三种方式各有利弊：工资制的优势在于医生的收入固定，不受医院业务量和收入多少的影响，对医生不产生为了追逐经济利益而诱导服务的激励机制；但一个明显的弊端是医务人员缺乏足够的激励力。而按服务项目支付报酬在某种程度上可激励医生提供医疗服务的积极性，但极易导致医生提供额外的医疗服务，诱导需求。按人头付费可以通过控制服务量从而控制医疗成本，但是可能会导致医生医疗行为方式的改变，出现医生推诿高风险病人等风险选择和服务不足的问题。很多发达国家采取复合式支付方式，相得益彰，更重要的是，发达国家的卫生体制建立了一套完整的机制，通过科学合理的筹资制度、服务定价、支付机制等来保障医生薪酬的合理性。

　　1）公立医院医生薪酬支付方式

　　目前我国公立医院医生的薪酬支付方式有两种主流方式，即工资制和按服务支付。从薪酬结构上看，我国目前公立医院实行岗位绩效工资制度。公立医院医生的薪酬收入由岗位工资、薪级工资、国家规定的津贴补贴和绩效工资四部分组成。其中，岗位工资和薪级工资为基本工资，由国家统一规定。基本工资按照事业单位工资标准核定，属于医生工资收入中"死"工资部分。这部分由政府投入，具有工资制的性质。绩效工资在上级人力资源与社会保障和主管部门核定总量的基础上进行自主分配。津贴补贴主要包括国家统一规定的津贴补贴和工作性津贴、生活性补贴、离退休人员补贴、改革性补贴等。绩效工资是医生薪酬的主要来源，属于医生薪酬收入中"活"的部分，主要按照医师的业绩和贡献大小来支付。绩效工资主要体现的是按服务支付，体现"多劳多得"。例如，2013 年公立医院医务人员工资总收入中基本工资占 15.59%，津贴补贴占 12.25%，绩效工资和奖金占 46.93%（表 8-1）。总体来看，目前医生薪酬结构中基本工资比重较低，与"创收"和科室效益挂钩的绩效薪酬占 50%以上。

表 8-1　2013 年我国公立医院医疗工资福利支出表　　　　（单位：万元）

薪酬结构	总计	
	金额	占比/%
基本工资	4 783 919.61	15.59
津贴补贴	3 759 090.22	12.25
奖金	6 497 614.06	21.17
绩效工资	7 905 521.23	25.76
社会保障缴费	2 400 689	7.82
伙食补助费	485 980.8	1.58
其他工资福利支出	4 855 455.19	15.83
工资福利支出总额	30 688 270.02	100

资料来源：2013 年《全国卫生财务年报资料》（内部资料）。

2）以绩效奖金为主的薪酬支付方式导致的行为和结果

从薪酬支付模式对医生行为影响的角度，薪酬激励效果可以从三个层面来反映：一是是否保持医生的专业独立性，切断个人收入与业务收入的关联性；二是是否使医生具有控制成本动机以实现对医疗费用的约束；三是是否有利于提高医疗服务质量、患者安全和满意度。这三个层面目标的实现并非依赖于某种单一的制度设计。例如，年薪制从最大程度上保证医生专业性，使得医生的处方行为是基于患者利益考虑而非基于自身的利益。但是，当医生的收入来自机构收益时，医生又不可能完全无视医院的利益[111]。因此，薪酬支付模式仅仅是医生薪酬制度的一部分，单一的支付模式是无法实现上述三个层面的目标的。

目前，我国公立医院薪酬支付模式实际上极大地影响了医生一系列的行为方式。首先，医生薪酬收入过度依赖于绩效工资。而绩效工资多半与医生所提供的服务量相关，导致医务人员过度用药和检查的行为。当医生的薪酬与医生的处方行为挂钩时，医生难以保持专业独立性。从另一个层面上讲，这种薪酬制度也实际上构成了我国医疗行业职业精神缺失的助力。其次，医生是否具有控制成本的动机呢？在年薪制支付模式下，医生不必过度关注医疗服务成本。在目前公立医院的绩效工资制下，医生的绩效工资部分是以科室效益，即科室的收支结余为基础计算所得的。从计算方式来看，医生的收入与成本相关。但是，医院成本核算内容复杂，内容涉及医院的公共支出、固定资产折旧的成本分摊等，医生从微观角度难以控制也无动力控制成本。因此，当前绩效工资制下医生实际是没有成本动机的。最后，目前的薪酬制度是否有利于患者安全和服务质量的提高呢？这取决于绩效指标的设计，而医疗服务质量和患者安全相对较难量化于具体的工资标准中。因此，目前公立医院医生的薪酬设计很难达到上述三个层次的目标。

8.3.3　公立医院内部医生薪酬激励机制

除了公立医院医生薪酬来源和支付模式可以影响医生的行为，医院内部的薪酬激励机制设计也从微观层面影响着医生的行为，而全成本绩效核算方式是医生薪酬的重要激励机制之一。

目前我国大多医院还未建立起科学合理的绩效管理体系，全成本绩效核算是目前国内公立医院绩效奖金核算和分配的主流模式[112]。全成本绩效核算一般以收入减去成本再提成的方式来确定奖金。绩效奖金主要与科室创收相关，与个人的工作绩效基本没有关系。基于全成本核算的绩效工资制是公立医院趋利性在微观层面的源头。

公立医院薪酬分配制度以收支结余为主要分配依据，其微观可取之处在于：第一，增加效益；第二，调动医务人员的积极性。这种绩效工资模式在设计之初就未将医生的薪酬纳入医疗机构的成本预算中，其实际操作方法具有激励医生创收的潜在动力。基于这样一种薪酬设计，公立医院实现了微观效率。但是，这种核算方式进一步使医生薪酬与科室效益挂钩，加剧了对医生的经济刺激，导致医疗成本增加、卫生资源浪费和利用效率低下等宏观层面的问题。按照科室进行成本核算，由于各个临床科室诊疗服务的差异（如手术科室与非手术科室、肿瘤科与小儿科的差异），收治同样数量的患者可能收入差异很大，成本耗费和收支结余也不一样。不同的医院按照科室成本核算的收支结余，人为调节科室绩效工资的提取比例或系数，这种比例的调整具有主观性，也会带来绩效工资的不公平性。

因此，若要规避这方面的副作用，则需要打破"收入减支出，提取可分配资金"的传统薪酬分配模式。

8.4　政　策　建　议

1）筹资模式

从国际经验看，由政府保障医务人员薪酬已是各国的通行做法。大多数国家建立了稳定且水平较高的基于岗位和职务等级的基本薪酬制度，不受医院业务收入的影响。在目前"7（公共支出）+3（私人支出）"的卫生筹资模式下，有两条路径可以选择：一是扩大政府对于医院的直接投入；二是通过医疗保险的支付方式约束医生的行为。一方面，政府应保障公立医院运行的基本人力成本，以财政直接投入保证公立医院医生的薪酬，使医生的主要精力放在提高医疗技术、改进服务水平上，避免医院和医生片面追求经济利益；另一方面，在建立覆盖全民的医疗保障制度的背景下，区域性地引荐 DRGs（diagnosis related groups）等能够约束医生逐利行为的支付方式，切断处方行为与医生收入的利益链条。通过两条路径的结合，保证在合理调整、增加医务人员工资的情况下，不影响人们就医的支付能力和可及性。

2）支付模式

从国际经验看，医生的薪酬主要采取按服务项目和工资制（年薪制）两种形式。从英国、德国、美国和日本等公立医院薪酬安排看，固定工资在薪酬构成中所占的比例最大，这与公立医院运营目标不以经济利益最大化有关。这一点对我国具有很强的启示意义。在我国公立医院医生薪酬制度改革中，应当显著提高固定工资在总薪酬中的比例，弱化医生的趋利行为。我国公立医院薪酬主要与职称、级别等挂钩，级别划分过粗，在未来改革中应充分考虑影响劳动价值的各种因素，进一步细化薪酬分配方案。在医生薪酬分配要素设计中，对分配要素进行全面而具体的考虑，不仅要强调知识水平因素、工作的责任、工作的难度和工作的绩效，还要强调与工作绩效有关的其他影响因素，如工作中的人际交往、工作环境等。同时对各个要素进行详细的界定和具体的等级划分，这也有利于在实践中的操作和执行。

3）公立医院医生薪酬内部激励机制

根据医生提供服务的特点采取多种复合式薪酬支付方式，建立稳定且水平较高的基于岗位和职务等级的基本薪酬制度，不受医院业务收入的影响。公立医院属于广义的非营利性医疗机构，必须遵循收支结余"不可分配"的原则。因此，人员费用必须全部纳入成本中予以支付，而不得从收支结余中分配，也不应与医院经济收入挂钩。因此，合理确定医生薪酬水平，将医生薪酬纳入成本，不再与医药收入挂钩是公立医院医生薪酬改革的趋势。当前，一方面应提高薪酬支出占公立医院总支出的比重，另一方面需要建立医务人员薪酬的制度化保障机制。人员支出核算应纳入预算管理，探索实行公立医院工资总额预算管理制度，在工资总额范围内允许医院根据内部绩效分配办法自主分配。医院内部绩效分配不得与药品、卫生材料、化验、检查等收入挂钩，核定公立医院工资总额增量时也不得与上述各项收入挂钩。

4）医疗服务定价

在提高医生劳务性医疗服务价格的基础上，建立合理的医疗服务价格体系，同时取消药品加成、耗材加价、大型医用设备高成本定价机制。合理提高医务人员的工资水平，理顺不同医疗服务项目比价关系，减少行为扭曲效应。从而建立健康的激励机制，调动医生的潜能和积极性。

因此，医生薪酬制度改革应结合医疗卫生体制改革的总体目标，融入卫生筹资和支付模式改革中，并将激励医生行为、费用控制和医疗服务质量提高作为薪酬改革的主要目标。只有通过上述综合的配套改革，才能对公立医院医生薪酬制度的改革提供有力的制度保障。

第9章 我国公立医院财务治理的可行路径
及策略分析

本章重点分析公立医院财务治理的动力与阻力、规范化公立医院财务治理的实践条件，提出公立医院财务治理理论分析框架和实现路径，为公立医院财务治理体制的建立和完善提供政策依据及决策参考。

9.1 本书的主要研究结论

9.1.1 公立医院财务治理理论

本书在对治理理论进行系统学习的基础上，借助新制度经济学的产权理论、公司治理理论、财务学的财权流理论等，对公立医院财务治理的本质属性及我国公立医院财务治理的相关范畴进行了探讨和界定，形成了公立医院财务治理的理论基础。公立医院财务治理的理论基础包括三个层次：①公共治理理论；②契约与产权理论；③公司治理与财务治理理论。政府对于公立医院的管理本质上属于公共管理行为，公共治理理论适用于公立医院财务治理的宏观层面的基本问题的探讨，如关于政府职能的定位及政府与市场手段的选择问题；契约与产权理论有助于解释公立医院的中观治理结构及财权结构；而公司治理与财务治理理论为公立医院财务治理理论体系中的微观分析提供了理论支持。

一方面，本书遵循"企业理论（产权理论与委托-代理理论）—公司治理理论—财务治理理论"的逻辑主线来进一步研究公立医院财务治理。本书尝试用新制度经济学的基本理论工具——契约理论解释公立医院的形成，对公立医院契约结构进行分析，并解释了产权理论与财务治理结构研究之间的逻辑关系，并且对公立医院财务治理技术层面的财务治理相关理论，包括公司治理及财务治理进行了系统的梳理和分析。

另一方面，本书从公共治理的基本内涵出发，分析了公共治理理论与公立医院财务治理研究的逻辑关系，包括公立医院财务治理的现实背景及其对公共治理理论的需求性；公共治理理论在公立医院财务治理领域的适用性；在分析公共治理理论在公立医院财务治理领域的适用性的基础上，深入分析了公共治理理论对公立医院财务治理的启示。公共治理理论对公立医院财务治理的启示在于：政府治理职能的重新定位与治理主体的多元化以及治理结构的协同性和治理权力共享性及治理行为的责任性与治理绩效评价。

9.1.2　公立医院财务治理改革的基本思路

公立医院财务治理改革应当配合公立医院整体改革研究框架进行，只改革财务治理结构在实践中是没有可持续性的。因此，本书将公立医院财务治理问题置于医院治理改革的国际形势和国内背景下进行思考。借鉴世界银行研究开发的全球公立医院的治理改革模式的分析框架，即决策权、剩余索取权、市场进入程度、可问责性和公立医院承担的社会功能五个方面对我国公立医院治理现状进行了描述和界定，并衡量改革所处的区间及其政策是否内在一致。得出的结论是：随着公立医院获得更大的自主权，政府通过直接的行政管理机制使公立医院向其绩效负责的能力显著下降，我国公立医院治理现状是一种责、权、利不相对称的软约束关系，从而导致公立医院制度的无约束与低效率。因此，未来中国公立医院治理改革的重点是如何协调上述五个方面的内在一致性问题，这决定了其改革的基本路径选择应该是法人化路径。同时分析了法人治理改革从理论上而言是有效路径的原因及我国公立医院法人化的关键环节。

在此基础上，就未来中国公立医院治理改革的重点是如何协调上述五个方面的内在一致性问题，本书认为财务治理改革既是公立医院治理改革的关键内涵，也是协调其政策一致性的切入点。公立医院财务治理的规范化对于公立医院改革而言可以起到引擎发动的作用。首先，决策权中财权如何配置的问题是公立医院权责配置的核心内容，即首先要明确公立医院应该拥有多大程度的财权自主权限，同时其财权的自主权限又应该是与其市场进入程度相匹配的。其次，剩余索取权及剩余控制权即指对公立医院收支结余的索取权和控制权，它是财权配置的核心问题，与决策权中的财权配置结构本质上应该是一致的。最后，市场进入程度的实质是公立医院依靠财政补偿还是服务补偿的问题。市场进入程度既是卫生筹资领域政府与市场权利义务边界的问题，也是财权配置问题的制度条件。因此，从这个意义上讲，公立医院财务治理的规范化改革将会撬动公立医院治理结构的重置。

9.1.3　公立医院财务治理的实证分析

本书在分析公立医院外部财务治理环境的基础上，从非财务指标和财务指标两个角度对我国公立医院财务治理的现状及财务风险进行实证分析。考虑到旧《医院财务制度》和旧《医院会计制度》的缺陷性与不足，本书中辅以大量非财务数据考察公立医院财务治理的现状和绩效。

　　非财务数据角度的分析结果如下。①公立医院财务治理的风险性实证考察：从公立医院床位角度。从公立医院平均床位数来看，我国医院的规模水平大大超出平均水平，甚至超过发达国家水平。在各级各类医疗机构中，尤以综合医院病床扩张更为迅猛。公立医院的规模迅速扩张，加剧了卫生资源的错配和城市医院对基层医疗机构资源的"虹吸"效应。从原因上看，该结果与公立医院财务治理权限配置不清晰及财务治理的约束机制缺乏有关。在 2002 年后，每千人口卫生技术人员数、执业医师数及注册护士数均呈稳步增长趋势，同医院规模的扩张保持同步，但在增幅上明显低于医院床位数的增长幅度，显示出伴随着医院规模的不断扩张，卫生技术人员配备的相对不足。而从近年政府办医院的医师日均工作量的变化趋势也能够看出，伴随着医院规模的不断扩张，医院医师的工作量不断加大，各级政府办医院医师日均担负诊疗人次及医生日均担负住院床日在总体上均呈上升趋势，医院规模的扩张在增加医院医师工作压力的同时也为医疗质量埋下了隐患。②从大型医疗设备的购置情况角度。从我国综合医院万元以上设备的购置情况来看，2003 年以来，我国综合医院在万元以上大型医疗设备的购置台数上呈现迅速增长的趋势，显示出在医院规模不断扩张的情况下，我国综合医院大型医疗设备的增长态势。但是同时也看到，公立医院固定资产管理混乱的集中表现为重复引进大型设备，设备的引进购置与应用开发、效益评估相脱节，导致医疗设备大量闲置，造成浪费。③从基本建设投资情况角度。从我国卫生部门主管医疗机构的基金资金来源构成情况来看，单位自筹资金的比例明显高于财政性投资，其中单位自有资金和银行贷款是主要来源。这种筹资结构加大了医院趋利性，最终导致患者负担增加。

　　财务数据角度的分析结果显示：①我国公立医院负债经营现象较为普遍，且负债比例呈现增长趋势。我国公立医院资产负债率大部分高于 30% 的平均负债水平，而且总体上有逐年增加的趋势，负债率最高的达 50% 以上。可见，面对人民群众日益增长的卫生服务需求，公立医院普遍采取举债的方式来进行业务扩张，长期负债结构数据进一步证实了公立医院举债规模扩张的总体趋势。其中，财政投入公立医院设备购置和基建资金量较少，设备购置和基建资金主要依靠自筹。不少公立医院修购基金出现赤字，影响正常运转。这种筹资结构弱化了公立医院公益性，加大了其趋利性。②从财务治理绩效评价的角度分析。从盈利能力相关指标所反映情况可见，不管从总资产、净资产，还是流动资产和固定资产维度，我国政府办医院整体资产效益状况堪忧，从资产绩效的角度分析，机构经营状况对长期偿债能力的保障力度较差。同时，相关数据显示，政府办医院业务收支结余均为负值，在 -3%～-1%，各年波动较小，但业务收支基本处于亏损状态。对于总体偿债能力的评价,本书认为目前财务数据对公立医院偿债能力的评价可信度不足。例如,目前我国医院的整体偿债能力尚可,但却呈现出行业整体亏损的背离。导致这种现象的原因十分复杂:一方面,医院的内部管理水平(如成本核算等)确实有待提高;另一方面,目前医院会计制度的核算原则和方法不计提折旧,导致其实际资产价值被高估,资产负债率被低估,因此,现有资产负债率数据只能用作有限参考。

9.1.4　公立医院财务治理结构分析

委托-代理是公立医院治理问题产生的根源,因此本书首先对公立医院的多层级委托-代理关系进行了分析,并探讨了公立医院治理的基本架构和公立医院法人治理结构的适用性及其关键问题。在此基础上对公立医院财权的分离过程及财务治理的基本结构和权利配置进行了分析。

本书认为公立医院财权随着产权的分解而发生两次分离,财权分解的过程便是对财权进行划分和安排的过程,从而形成了公立医院的财权分解和配置的框架。在此框架基础上,本书进一步分析了公立医院财务治理基本机构和权利配置。而基于产权的公立医院财权的分解和配置框架,包括纵向的财权配置和横向的财权配置。

(1)纵向的财权配置角度。从委托-代理的角度来看,纵向的财权分为出资者终极财权、法人财权和经营者财权。在公立医院财务治理结构中,出资者剩余索取权就表现为财务收益分配权,出资者剩余控制权就表现为财务决策权和财务监督权。剩余索取权和剩余控制权是由产权中的使用权和所有权演化而来的。首先,本书分析了国资委作为公立医院产权代表的责任及其与国有企业的责任的区别。然后进一步阐述了国资委与财政部门的关系及其在公立医院财权配置中的地位与作用。其次,本书进一步分析了在公立医院的治理架构中,公立医院资产处置权、投融资决策权、收益分配权和资金管理权等权利的归属问题。阐述了公立医院资产处置权属于出资者财权,应归于国有资产管理部门;投融资决策权应收回政府及主管部门;收益分配权归属问题是公立医院纵向财权配置中的关键问题,其中收支结余使用权应回归医院;此外,资金管理权等其他各项公立医院财权归属也应该下放。

(2)横向的财权配置角度。根据"三权分离、相互制衡"思想,公立医院在法人治理架构下的法人财权同样可分解为财务决策权、财务执行权和财务监督权,在财权配置中应使三者相互平衡。本书分析了出资人财产所有权与法人财产所有权的关系;同时也分析了在每个层级中,财务决策权的不同定义,并且对财务监督权的分层设置与委托-代理中的层级对应性进行了分析。其一,公立医院出资者财权横向配置可以概括为三个层次：财务决策权、财务监督权和以财务收益分配权为主的财务执行权。终极所有者代表国资部门享有公立医院名义上全部财务权利，包括财务决策权、财务监督权和财务收益分配权。对于公立医院而言，由于其非营利性属性，其出资人不得对公立医院运营所得结余进行任何形式的分配，理论上终极所有者不享受收益分配权，因此，公立医院出资人保留部分财务监督权，而将财务决策权、收支结余处置权授权于理事会或者董事会层次。其二，在法人财权层面，公立医院的法人财权也可以细分为财务决策权、财务监督权和收支结余处置权。理（董）事会（类似于理（董）事会的部门）经过授权，行使重大财务决策权，同时享有部分财务监督权；监事会经过国资委授权，行使财务监督权，监督董事会和管理层的财务决策行为。其三，在经营者层面，医院管理层在执行董事会财务决策的基础上，享有具体的日常财务决策权和财务执行权。在自上而下的授权层级中，国资委、理（董）事会、医院管理层分别拥有重大财务决策权、日常财务决策权及财务执行权；同时，也拥有了对下一级主体进行财务监督的权利。

9.1.5　公立医院财务治理评价研究

公立医院财务治理评价研究主体内容分为两部分：一是关于财务治理评价指标体系的构建；二是用部分财务治理评价指标对样本地区公立医院财务治理绩效进行评价。

本书通过文献回顾分析和专家咨询，归纳和确定了公立医院财务治理评价的基本维度和主要指标。最终确定公立医院财务治理评价框架主要包括公立医院的非营利性、财务责任、资产绩效、财务绩效与财务风险、财务信息披露质量、社会满意六个基本维度。并设计了每个维度的二级指标。本书进一步利用该指标体系对部分样本公立医院财务治理绩效进行综合评价。

本书用部分财务绩效评价指标对样本地区 12 家三级公立医院及 5 家二级公立医院财务治理绩效进行评价，其评价结果与全国性数据具有一致性。在本书调查的样本地区中，2011～2014 年多家三级公立医院和二级公立医院资产收益率为负数。其中，净资产收益率负值最高的医院达–63.64%，公立医院资产绩效堪忧。从资产负债率指标可以看出，样本地区三级公立医院资产负债率最高达到了 88.44%，二级公立医院资产负债率最高达到了 80.61%，而多家医院的资产负债率高于 60%。12 家三级公立医院中，除 1 家医院外，其他各家医院的资产负债率均高于全国的平均水平，尤其是 2013 年和 2014 年的数据结果佐证了课题组关于全国的资产负债率被低估的分析。此外，样本地区 12 家三级公立医院的资产周转率大部分为 26%～83%，5 家二级公立医院资产周转率为 51.69%～110.86%。本课题组通过专家咨询得到公立医院资产周转率标准值大于 60%，在调研地区仍存在部分医院资产周转率较低的现象，表明其资金的利用效率较低。综合看来，公立医院当前财务治理绩效不理想的原因在于：①宏观层面，涉及国家医疗卫生体系的基本架构、基本组织等，如公立医院资产管理与行政监督等治理主体角色缺位及财务治理权限、职能边界模糊。②中观层面，涉及公立医院特有的产权属性、治理体制及机制，如公立医院产权无营利性约束与激励以及公立医院未建立有效的财务治理机构、治理机制和有效内控机制；③微观层面，涉及公立医院财务制度等，如部分公立医院不重视成本管理和成本核算等。

9.2　公立医院财务治理改革的动力及阻力分析

当然，实施公立医院财务治理改革仍然存在诸多障碍。中央和地方政府各部门在医药卫生体制改革中扮演绝对主角，它们是强制性变迁的最大推动力。对于公立医院财务治理的改革，政府是主要动力之一，表现为对国有资产管理的进一步规范和公立医院财务治理的规范化。但是在这项改革的具体实施过程中，可以预见会存在诸多阻力。公立医院财务治理作为公共治理的一种基本战略，从方案制定到付诸实施的过程是不断协调多方利益关系，克服不同利益主体之间的冲突，战胜阻力和困难的过程。

阻力源之一：部门利益。医疗卫生体制改革与行政体制有着千丝万缕的关系。任何体制改革都会有阻力，这与行政制度体系自身具有的惯性和惰性有关。行政改革不仅仅是政府部门职能和结构的改变，更重要的是它是一场深刻的社会结构的改革，一种制度的重新安排，从而也就意味着社会经济利益的巨大调整，这种调整必然会遇到那些不愿放弃既得利益或不理解改革能给他们带来长远利益的人们的阻挠和抵抗。医疗卫生体制改革从自上而下地由中央政府推动的封闭性改革逐渐过渡到诱导性改革，政府既是改革方案的设计者和推动者，又是改革的对象，一旦部门利益、行业利益或官员利益主导了医疗卫生体制改革，必然导致改革方向的偏离。因此，政府自身如何改革，是继续推进改革面临的又一个问题。

实现"政事分开、管办分开"，即政府部门与公共服务事业法人的政事分开、政府监管者职能与服务者职能的分开、公共服务的购买者与提供者分开。这意味着我国公立医院财务治理体制和机制的建立首先必须界定三个主体——出资人、监管者、经营者，以及明确三者之间的关系。任务之一是实现"政事分开、管办分开"。政府以出资人的身份与医院建立规范的产权关系，明确出资人与监管者的关系，将医院从原行政主管部门剥离出来，使行政主管部门专注于监管职能，推动政府职能转变。"政事分开、管办分开"改革的主角和对象首先是政府自身，要求依靠政府机构主动放权，从而需要强大的外部支持。"政事分开、管办分开"

意味着某些职能部门会逐步丧失对原有的人、财、物等各项资源的占有权、支配权，成为医疗卫生体制改革的利益受损者。

阻力源之二：公立医院集团的利益。公立医院财务治理是实现政府与公立医院关于财权配置的规划化管理，从根本上制约和规范了公立医院代理人的财权。因此，已经拥有了部分公立医院产权权能的医院主体成为既得利益者，其趋利行为倾向性成为公立医院财务治理改革的另外一个重要的阻力因素。

9.3　规范化公立医院财务治理的实践条件

规范化公立医院财务治理的前提条件包括公立医院国有资产的清产核资、公立医院产权及出资人制度的建立和完善、公立医院的"去行政化"与法人实体的落实以及公立医院资产管理、经营决策与行政监督权边界的界定及建立公立医院的编制备案制。

1）公立医院国有资产的清产核资

清产核资是根据一定程序、方法和制度，对公立医院的国有资产进行清查、界定、估价、核实、核销、核定各项活动的综合，是实现规范化公立医院国有资产管理的一项基础工作和外部条件。清产核资工作通过对公立医院进行资产清查、所有权界定、资产价值重估、土地清查估价等工作，核实公立医院的国有资产的价值总额，核定其国有资本金，摸清楚到底公立医院拥有多少国有资产。把所有的公共资源投入，包括土地、固定资产、各种政府补贴、税费优惠、无形资产等，都包括在成本核算和报告制度之中，以便清楚地显示公共资源投入以及相应的产出情况。此项工作是公立医院成为产权清晰、政医分开、权责分明、管理科学的现代服务组织的基础。在此基础上进行公立医院产权界定，是摸清楚公立医院国有资产"家底"的必要前提，也是实现公立医院终极所有权权能的一项基础性工作。

2）公立医院产权及出资人制度的建立与完善

公立医院领域中关键性的制度就是公立医院产权制度。产权结构的变动将连带着公立医院领域行为主体的效用、利益和责任的变动，从而使得体制内部的博弈程序、博弈规则发生变化，进而导致整个体制的结构、框架和形式发生相应改革，最终使公立医院领域的行为绩效发生根本性改变。在产权没有明确的前提下，无法推动法人治理及财务治理的结构安排。

本书在第5章论述了国资委是政府授权代表国家履行出资人职责的机构及其作为公立医院出资人代表所享有的相应的财务决策权、剩余控制权、剩余索取权与对于委托人的财务监督权。同时，也阐述了财政部门在公立医院财权配置结构中的特殊性及其所拥有的财务治理权限。无论公立医院出资人代表具体为政府的哪个职能部门，建立公立医院出资人制度，履行公立医院终极产权及其衍生出的各项财权权能是建立和完善公立医院财务治理的必要条件。建立公立医院出资人制度，不仅仅需要明确出资人代表，同时涉及公立医院投融资体制、财税体制及人事制度的改革。因此，建立公立医院出资人制度需要有完善的法律保障和内外部市场环境。

3）公立医院的"去行政化"与法人实体的落实

目前对于公立医院"去行政化"的思路关注的焦点在于"逐步取消公立医院的行政级别，各级卫生行政部门负责人不得兼任公立医院领导职务"。事实上"去行政化"的思路和依据仍然是新公共管理运动提出的"政事分开、管办分开"，也就是公共服务的主办者与监管者分开的原则，赋予其真正的独立法人地位，即前面提及的"法人化"改革路径选择。

相对于国有企业改革而言，作为非营利组织代表的公立医院的规范与发展是长期滞后的，建立完整的非营利组织的法人制度是我国目前亟待解决的问题。法人实体的落实是实现公立医院财务治理的重要前提。公立医院要成为真正的法人实体，使公立医院拥有独立的法人财产权和承担全部财产的经营责任。政府依法对公立医院实施监管，不干预医院的日常经营活动。政府将公立医院的经营权交给医院，尤其要落实公立医院法人财权、用人自主权。

4）公立医院资产管理、经营决策与卫生行政权边界的界定

（1）界定公立医院资产管理权和行政监督权的边界：严格来说，即在资产管理权真正到位的前提下，卫生行政监督权的分离。同时也是公立医院资产管理内容的重构，包括公立医院的战略定位、发展规划、重大决策、资产监管等体现出资人权益的内容，与诊疗规范、质量控制、绩效评估等政府监管内容相区别。因此，政府及各职能部门和公立医院在资产、财务等方面的责权关系是目前公立医院财务治理面临的最重要的问题之一。

需要强调的是，公立医院的发展规划隶属于卫生行政部门，这项权限要求其严格控制医疗机构，尤其是三级医疗机构的发展规模。市场化条件下，三级医院的内在动力和助力非常大，因为市场本来就是向强势资源聚集，其自身是缺乏规模控制的动力的。一方面，三级医院规模扩张宏观上对整个医疗服务体系造成的不良影响，严重影响了医疗服务体系内的有序就医；另一方面，三级医院无序扩张将导致卫生资源在不同层级的服务主体的不合理分配，尤其是对基层医疗机构的发展带来负面影响，包括对医疗费用的控制、县级医疗机构服务能力建设、双向转诊等方面的影响。因此，公立医院真正纳入卫生发展规划、严格控制其规模是影响整个服务体系的公平性和效率的重要举措。而这一举措既是公立医院资产管理体现出资人权益的范畴，也是卫生发展规划的重要内容。

（2）界定行政监督权和公立医院经营决策权的边界：归根结底是卫生行政部门等对卫生服务提供者行为具有监督权利的部门如何在行使公权的过程中，不干

预医疗机构的内部运行，使公权保持在合理的边界范围内。此点内容与公立医院的"去行政化"与法人实体的落实本质上具有一致性。

5）建立公立医院的编制备案制

建立公立医院编制备案制是落实公立医院用人权及推动医院薪酬制度改革的前提。编制是指机构的设置及其人员数量定额、结构和职务配置，财政部门根据编制数额进行拨款。公立医院岗位与编制设定的标准一直以 1978 年卫生部制定的《综合医院组织编制原则试行草案》为依据。随着人们对医疗卫生服务需求的日益增长，现有的编制管理模式逐渐不能适应医院发展的需要。尤其是受编制管理模式的约束，在人才引进方面，医院缺乏自主权；在经费保障方面，财政拨款与编制数量有关，不能满足医院的生存发展需求。因此，公立医院改革要求在地方现有编制总量内，确定公立医院编制总量，逐步实行备案制并建立动态调整机制。编制备案制与过去公立医院编制单一审批制管理最本质的区别在于打破编制的集中管理，强化分级管理与动态管理。公立医院将掌握主动权，可以依据自身发展的需要自主确定组织机构和人员编制。因此，实行编制备案制将促进公立医院人事管理由身份管理向岗位管理过渡，实现"定岗不定人、能进能出、能上能下"的人事制度，并为推进公立医院全面实施岗位绩效工资制度改革创造条件。

在公立医院中推进编制备案制管理，应依据区域卫生规划床位设置标准及相关规定，确定公立医院备案编制总量。使用备案编制的新进人员，在职称评定、工资福利、养老保险、进修培训、考核奖励等方面与审批编制人员享有同等待遇。通过建立备案制，配合落实医院自主设计人员的薪酬权利。备案制的目标是去编制化，弱化编制对于人员流动和绩效工资改革的束缚，但是备案制实施后，政府如何承担财政投入是备案制健康有序发展的关键。

9.4　实现公立医院财务治理的理论分析框架

1）"三权分离"是公立医院财务治理的现实基础

对于公立医院而言，由于没有清楚界定产权，所以公立医院财权既不同于私有产权，也有别于国有产权的形式。作为非营利组织，其法人治理结构也有别于所有权和经营权的两权分离形式，而是终极所有权、法人财产权和经营权的"三权分离"形式。而非营利组织的产权本身所具有的模糊性及"三权分离"的特点使得公立医院的委托-代理关系更为复杂，使得公立医院财务治理问题也更为复杂。但是，非营利组织产权的特殊性及模糊性并不意味着委托-代理理论不适用于非营利组织法人治理，第 5 章中有关"公立医院法人治理结构的适用性及其关键问题"部分已经论述了本书对此问题的相关观点。虽然公立医院出资人属性和目标有别于国有企业的保值增值，但只要治理结构和机制能够体现出资人的意志，即社会利益的最大化，那么它必然也是适用于公立医院改革的。

财权概念是从经济学范畴来界定的，随着产权的分离，财权的部分权能也随着原始产权主体与法人产权主体的分离而让渡和分离，它表现为某一主体拥有支配财力的权利，包括融资权、获益权、财务预算决策权、投资权等权能。财务治理是公立医院治理改革的关键内涵，也是协调公立医院治理改革中的决策权、剩余索取权、市场进入程度和可问责性及公立医院承担的社会功能这五个方面的手段之一。"三权分离"背景下的公立医院财权配置是其财务治理的核心问题，对财务治理体系各个部分及其之间关系具有决定性影响。当然，理顺公立医院产权关系、政府作为出资人的身份以及与公立医院之间建立权责明确、规范的产权关系是实现公立医院财务治理的前提和基础。

2）协同与制衡是公立医院财务治理的核心要素

公共治理视野中的公立医院财务治理，旨在构筑一个不同的治理结构——一个系统各部分之间的协同过程，称为协同性。公共治理视野中的公立医院财务治理，从治理模式上是国家、公立医院、社会主体的协同治理体制。基于协同治理视角的公立医院利益相关者的财务治理架构是实现公立医院财务治理权利配置的方式之一。利益相关者参与治理有利于实现公立医院内外部的平衡，实现信息的有效沟通，改善由信息的不对称性和激励机制的不完备性等导致的"内部人控制"等弊端。更重要的是，利益相关者参与治理有助于确保公立医院公益性目标的实现，利益相关者通过各种途径全面参与的协同治理，将成为公立医院财务治理的重心。

中观层面法人治理思路中的公立医院财务治理，则聚焦于"三权分离、相互制衡"思想，建立法人财权的相互制衡。公立医院在法人治理架构下的法人财权可分解为财务决策权、财务执行权和财务监督权，在财权配置中应使三者相互平衡。公立医院法人治理架构下的财务决策机构、监督机构和执行机构之间应该权责明确、职责分明、相互制衡与协调。制衡是指各个机构的设置存在着制约，只要各个机构能独立行使各自的职权，就能在相互之间形成制约关系，最终实现权利的平衡。三者之间出现任何一种失衡情况，都会导致其财务治理效率降低甚至失败。在上述三项权利的配置中，财务决策权配置居于核心地位，而财务监督权各项内容的分层设置与委托-代理中的层级具有对应性，从而使财务监督权对财务决策权具有制衡作用。

3）公益性是公立医院财务治理的出发点及归属

公立医院是政府实现公共医疗服务公益性的载体，公立医院财务也属于公共部门财务的范畴。基于财务治理视角，这里的公益性可以从两方面理解：其一，公益性体现了公立医院资产属性，即公民共同拥有，从而从产权属性角度决定了财务治理的必要性和治理架构；其二，公立医院运行应体现非营利性，非营利性决定了组织内部财务运行机制。也就是说，公立医院财务治理必须以公益性为运行的根本出发点和归属。

就公立医院而言，其财务治理主体的多元化决定了财务治理目标的多元化和过程的复杂性，公立医院多元主体如何在合理分工的基础上探索合作治理模式，是实现公立医院财务治理目标的关键之一。

9.5　公立医院向规范化财务治理过渡的实现路径

1）构建多层次、责权明晰的财务治理结构

多层次、责权明晰的财务治理结构是公立医院财务治理的基础。公立医院治理问题研究在委托-代理关系的基础上，突出显现了利益相关者共同治理的重要性。此点与公共治理理论对公立医院财务治理的启示相契合，即对于政府职能的重新定位与治理主体的多元化。公立医院财权不仅需要在资源提供者和管理者之间进行合理配置，而且需要在受益人、政府部门等利益相关者之间进行适当配置，从而确立了各个利益相关者的财务地位和作用。首先，从财务治理主体、资金结构安排、财务组织结构安排、财务运营模式安排、财务机构岗位安排等方面设计适合我国国情的公立医院财务治理结构。其次，基于公立医院财务治理结构，进一步明确公立医院筹资权、投资权、融资权、财务预决算审批权、资产处置权和财务分配权的配置，实现公立医院财务治理权利的制衡。这也是本书第 5 章重点论述的内容。

2）建立和完善公立医院财务治理机制

公立医院财务治理机制是指在财权配置的基本框架下，依据财务治理结构，形成一种自动调节其财务治理活动的经济活动体系。完善的财务治理机制是公立医院财务治理的核心，设计形成有效的财务治理机制包括财务决策机制、财务监督机制与财务评价机制三个方面。其中，财务决策机制是公立医院财务治理机制的核心；同时，需要财务监督机制、财务评价机制对财务治理运行过程中的决策失误、财务治理绩效与预期财务目标背离现象等过程及相应结果进行识别、校正、评价及反馈等。

3）建立公立医院法人的财务责任评价制度

随着公立医院获得更大的自主权，政府通过直接的行政管理机制使公立医院向其绩效负责的能力显著下降，因此就需要有效的非直接控制机制，包括建立定期的财务责任评价制度。此点同样与公共治理理论对公立医院财务治理的启示相契合。

财务责任评价制度应包括公立医院财务绩效评价体系和财务问责制度。公立医院财务责任评价体系应包括定性评价和定量评价指标。本书建立了公立医院财务治理评价框架和指标体系，可作为公立医院财务绩效评价体系的基础。公立医院财务责任评价制度建设的另一个重点应该是建立公立医院财务问责制度，缺乏财务问责制度的公立医院财务绩效评价是无法实现真正效力的。因此，笔者在后续研究中将重点关注该领域，即如何通过体制和机制构建，使代理人对财务治理的绩效负责，这也是责任制的归宿。

4）建立健全公立医院外部财务监管制度

为了适应国家医疗卫生体制改革需要，建立健全公立医院外部财务监管制度，对于提高其财务管理水平，减少医院经营风险和财务风险，维护国有资产安全与完整，以及更好地发挥公立医院的公共卫生和基本医疗服务职能，协调公立医院的社会效益与经济效益具有重要的作用。健全公立医院外部财务监管需从以下几个方面着手：建立公立医院财务和资产监管报告制度、国有资产和财务监管检查制度、国有资产和财务监管预警机制；构建基于财务和资产监管指标体系的公立医院财务监测指标分析制度、评价制度；引入注册会计师制度，弥补政府监督体系力度和手段的不足，加强对公立医院的外部监管及其执行既定制度的约束力；加强财务监管和审计工作，其结果向社会公布；建立常规的公立医院信息披露制度，其透明度不应低于上市公司的水平。

参 考 文 献

[1] 国家卫生和计划生育委员会. 中国卫生和计划生育统计年鉴（2016）[M]. 北京：中国协和医科大学出版社，2016.

[2] 李卫平. 我国公立医院治理结构研究总报告[J]. 中国医院管理，2005，25（8）：5-8.

[3] Taylor R，Blair S. Public hospitals-options for reform through public-private partnerships[R]. Washington：The World Bank Group Private Sector and Infrastructure.

[4] 白剑锋. 专访卫生部部长高强：公立医院要公益不应逐利[N]. 人民日报，2006-01-13（5）.

[5] Tirole J. Corporate governance[J]. Econometrica，2001，69（1）：1-35.

[6] Mueller R K. Changes in the wind of corporate governance[J]. Journal of Business Strategy，1981，1（4）：8-14.

[7] 全球治理委员会. 我们的全球伙伴关系[M]. 香港：牛津大学出版社，1995.

[8] World Bank. Managing development-the governance dimension[EB/OL]. http：//www-wds.worldbank.org/20060307104630/Rendered/PDF/34899.Pdf[2009-04-06].

[9] Rosenau J N，Czempiel E O. Governance without Government：Order and Change in World Polities[M]. Cambridge：Cambridge University Press，1992：4.

[10] 俞可平. 全球化时代的政治管理模式[J]. 方法，1999，（1）：33-36.

[11] 俞可平. 治理与善治[M]. 北京：社会科学文献出版社，2000.

[12] 包国宪，郎玫. 治理、政府治理概念的演变与发展[J]. 兰州大学学报（社会科学版），2009，37（2）：1-7.

[13] 汪向阳，胡春阳. 治理：当代公共管理理论的新热点[J]. 复旦学报（社会科学版），2000，（4）：136-140.

[14] Saltman R B. Governing public hospitals. Reform strategies and the movement towards institutional autonomy[EB/OL]. http：//www.euro.who.int/en/what-we-publish/abstracts/governing-public-hospitals.-reform-strategies-and-the-movement-towards-institutional-autonomy[2012-02-18].

[15] 李梦. 法人治理结构：公立医院制度安排的途径及对策[J]. 中国卫生经济，2010，（9）：10-12.

[16] 伍中信. 现代企业财务治理结构论纲[J]. 财经理论与实践（双月刊），2004，（5）：62-67.

[17] 林钟高，柯湘萍. 财务治理结构的核心与实现路径[J]. 经济管理，2003，（3）：40-43.

[18] 杨淑娥，金帆. 关于公司财务治理问题的思考[J]. 会计研究，2002，（12）：51-55.

[19] 刘淑莲，李井林. 公司财务治理：现实与困惑[J]. 财务研究，2016，（3）：30-42.

[20] 荆新，王化成，刘俊彦. 财务管理学[M]. 北京：中国人民大学出版社，1999：1-6.

[21] 罗伯特·A. 麦克莱恩. 医疗机构财务管理[M]. 北京：北京大学医学出版社，2005：2-4，16-17，25-28，342-343.

[22] Coase R H. The nature of the firm[J]. Economica，1937，4（4）：386-405.

[23] Alchian A, Demsetz H. Production, information costs and economic organization[J]. American Economic Review, 1972, 62: 777-795.

[24] 张五常. 企业的契约性质//陈郁. 企业制度与市场组织——交易费用经济学文选[M]. 上海: 上海三联书店, 1996.

[25] 李维安, 武立东. 公司治理教程[M]. 上海: 上海人民出版社, 2002.

[26] 衣龙新. 财务治理理论研究述评[J]. 财会通讯, 2010, (5): 36-37.

[27] 杨淑娥. 公司财务治理: 一个需要重新甄别和审慎研究的命题[J]. 会计师, 2006, (2): 22-28.

[28] 伍中信. 现代企业财务治理结构论[D]. 武汉: 中南财经政法大学博士后流动站出站报告, 2001.

[29] 伍中信. 现代财务经济导论[M]. 上海: 立信会计出版社, 1998.

[30] 干胜道. 所有者财务: 一个全新的领域[J]. 会计研究, 1995, (6): 17-19.

[31] 汤谷良. 经营者财务论——兼论企业财务分层管理架构[J]. 会计研究, 1997, (5): 2-23.

[32] 李心合, 朱立教. 利益相关者产权与利益相关者财务[J]. 财会通讯, 1999, (12): 14-16.

[33] Modigliani F, Miller M H. The cost of capital, corporation finance and the theory of investment[J]. The American Economic Review, 1958, 48 (3): 261-297.

[34] Fama E. Efficient capital markets: A review of theory and empirical work[J]. Journal of Finance, 1970, (25): 383-417.

[35] 荣德义, 蔡志明, 卢祖询. 现代医院财务治理制度[J]. 中国医院, 2004, (12): 40-43.

[36] 管勇. 论新形势下公立医院财务风险的形成机理及应对举措[J]. 卫生经济研究, 2007, (9): 52-53.

[37] 郑大喜. 公立医院预算和投融如何监管[N]. 健康报, 2010-12-02 (6).

[38] 赵祖坤. 浅谈公立医院的财务收支监管[J]. 现代经济信息, 2010, (8): 95-96.

[39] World Health Organization. The World Health Report 2000[R]. Geneva, 2000.

[40] Joint Commission International. Joint Commission on International Accreditation Standards for Hospitals[M]. 4th ed. Chicago: Joint Commission Resources, 2010.

[41] Herr A. Cost and technical efficiency of German hospitals: Does ownership matter? [J]. Health Economics, 2008, 17 (9): 1057-1071.

[42] Helmig B, Lapsley I. On the efficiency of public, welfare and private hospitals in Germany over time-a sectoral DEA-study[J]. Health Services Management Research, 2001, 14: 263-274.

[43] Rosenstein A H. Measuring the benefits of clinical decision support: Return on investment[J]. Health Care Manage Rev, 1999, 24: 32-43.

[44] Li L X, Benton W C. Performance measurement criteria in health care organizations: Review and future research directions[J]. European Journal of Operational Research, 1996, 93 (3): 449-468.

[45] Kaplan R S, Norton D P. The Strategy-Focused Organization[M]. Cambridge: Harvard Business School Press, 2000.

[46] Liao S K, Chang K L. Measure performance of hospitals using analytic network process (ANP) [J]. International Journal of Business Performance and Supply Chain Modelling, 2009, 1: 129-143.

[47] Inamdar N，Kaplan R S，Bower M. Applying the balanced scorecard in healthcare provider organizations[J]. Journal of Healthcare Management，2002，47（3）：179-195.

[48] Sugarman P A，Watkins J. Balancing the scorecard：Key performance indicators in a complex healthcare setting[J]. Clinician in Management，2004，12：129-132.

[49] 北京新华信商业风险管理有限责任公司. 非营利组织管理[M].北京：中国人民大学出版社，2000.

[50] 周良荣. 医院绩效评价指标体系设计思路探讨[J]. 医学与哲学，2003，24（2）：26-28.

[51] 庄霞，尹爱田，任绪功，等. 构建综合医院绩效评价关键指标体系的研究[J]. 中华医院管理杂志，2006，22（5）：341-344.

[52] 程薇，龙翔凌，范德惠. 建立公立医院综合绩效评价指标体系的研究[J]. 中国卫生经济，2010，（9）：68-70.

[53] 唐月红，薛茜，曹明芹，等. 基于平衡计分卡的公立医院绩效评价指标体系[J]. 中国医院管理，2008，（5）：56-59.

[54] 郑大喜. 我国与美国公立医院成本管理的比较及启示[J]. 中国卫生政策研究，2012，（12）：13-17.

[55] Clarke R，Berger S，Wood D，et al. 中美医院财务管理的差距[J]. 中国医院院长，2006，（1）：59-61.

[56] 王晓明，姚永浮. 英国的公立医院管理制度改革及启示[J]. 医院领导决策参考，2005，（8）：46-49.

[57] 徐昕，韩文丹. 德国：医院自治[J]. 中国医改评论，2008，（5）：19-22.

[58] 仲秋. 欧盟各国费用控制及卫生改革[J]. 国外医学·卫生经济分册，1997，14（12）：63-69.

[59] 张维迎，吴有昌，马捷. 公有制经济中的委托人-代理人关系：理论分析和政策含义[J]. 经济研究，1995，（4）：10-20.

[60] 滕世华. 公共治理理论及其引发的变革[J]. 国家行政学院学报，2003，（1）：44-45.

[61] 陈振明，薛澜. 中国公共管理理论研究的重点领域和主题[J]. 中国社会科学，2007，（3）：140-152.

[62] 吉利斯帕奎特. 通过社会学习的治理[M]. 奥特瓦：奥特瓦大学出版社，1999.

[63] 丁煌. 西方公共行政管理理论精要[M]. 北京：中国人民大学出版社，2005.

[64] Alexander S P，April H. Innovations in Health Service Delivery：The Corporatization of Public Hospitals[R]. Washington：World Bank，2003.

[65] World Bank. China Health Policy Notes：Fixing the Public Hospital System in China（No.2）[R]. Washington，2010.

[66] 钟东波. 我国的公立医院体制改革——历程、绩效、原因机制及政策建议//迟福林，殷仲义. 中国改革下一步[C]. 北京：中国经济出版社，2008.

[67] 夏冕，张文斌. 我国公立医院财务治理问题分析[J]. 中国卫生经济，2011，30（12）：9-11.

[68] 萨拉蒙. 公共服务中的伙伴：现代福利国家中政府与非营利组织的关系[M]. 田凯，译. 北京：商务印书馆，2008.

[69] 马丁·鲍威尔. 理解福利混合经济[M]. 钟晓慧，译. 北京：北京大学出版社，2011.

[70] 普力克，哈丁. 卫生服务提供体系创新：公立医院法人化[M]. 李卫平，等，译. 北京：中国人民大学出版社，2010.

[71] 顾昕. 走向有管理的市场化——中国医疗体制改革的战略性选择[J]. 经济体制比较，2005，（6）：18-29.

[72] 李卫平，黄二丹，赵翊雯. 国外公立医院改革路径分析[J]. 卫生经济研究，2010，（10）：5-8.

[73] 黄二丹，李卫平. 我国公立医院主要改革模式评价[J]. 卫生经济研究，2010，（9）：5-12.

[74] 蔡江南. 中国医疗卫生体制改革向何处去[N]. 解放日报，2006-11-19(8).

[75] 顾昕. 医疗卫生资源的合理配置：矫正政府与市场双失灵[J]. 国家行政学院学报，2006，（3）：39-43.

[76] 方鹏骞. 中国公立医院法人治理及其路径研究[M]. 北京：科学出版社，2010.

[77] 卫生部，中央编办，国家发展改革委，等. 关于印发公立医院改革试点指导意见的通知[Z]. 2010-2-11.

[78] 吕军，陈洁，董恒进，等. 伽玛刀技术的配置评估[J]. 中华医院管理杂志，2000，（11）：652-653.

[79] 刘翔，朱士俊，刘建民，等. 国有医院负债率合理范围的界定与分析[J]. 中华医院管理杂志，2005，21（1）：37-39.

[80] 孙经杰，于风华，张传排，等. 山东省公立医院负债的研究[J]. 中国卫生经济，2010，29（12）：75-77.

[81] 何佳颐. 为医院负债经营把脉[J]. 中国医药指南，2007，（12）：26-27.

[82] 张国萍. "国退民进"与委托代理关系的调整[J]. 经济体制改革，2003，（5）：31-35.

[83] 夏冕，张文斌. "管办分离"语境下的公立医院管理体制研究[J]. 中国卫生经济，2010，3：11-13

[84] 夏冕. 利益集团博弈与我国医疗卫生制度变迁研究[D]. 武汉：华中科技大学，2010.

[85] 夏冕. 利益集团博弈与中国医疗卫生制度变迁[M]. 北京：科学出版社，2013.

[86] 蔡江南. 我国公立医院治理结构改革的基本理论[J]. 中国卫生政策研究，2011，（10）：26-32.

[87] 柏高原，陈蕾伊. 我国公立医院法人治理的路径选择及政策建议[J]. 中国卫生政策研究，2012，（1）：11-16.

[88] 亨利·汉曼斯. 企业所有权论[M]. 于静，译. 北京：中国政法大学出版社，2001：354-355.

[89] Gray A，Jenkins B. Codes of accountability in the new public sector[J]. Accounting，Auditing Accountability Journal，1993，（3）：24.

[90] Boyne G，Williams G J. Planning and Performance in public organization[J]. Public Management Review，2003，5（1）：36-38.

[91] 李建发. 政府会计改革的公共受托责任视角分析[J]. 会计研究，2006，（12）：14-16.

[92] 张崎. 公共受托责任、政府会计边界与政府财务报告的理论定位[J]. 会计研究，2007，（12）：29-31.

[93] 彭国莆. 地方政府公共事业管理绩效评价[M]. 长沙：湖南人民出版社，2004：35-37.

[94] Shafritz M J. International Encyclopedia of Public Policy and Administration[M]. America：Westview Press，1998.

[95] 徐曙娜. 公共支出过程中的信息不对称与制度约束[M]. 北京：中国财政经济出版社，2005.

[96] 毛程连. 公共产品理论与国有资产管理的绩效评价[J]. 财经研究，2002，（5）：44-60.

[97] Donabedian A. Evaluating quality of medical care[J]. Milbank Memorial Fund Quarterly，1966，44：166-206.

[98] 高广颖，陈颖，王禄生. 民办医院"非营利性"评价指标体系研究探讨[J]. 中国医院管理，2009，（12）：6-9.

[99] 财政部，卫生部. 医院财务制度[Z]. 2010-12-28.

[100] 张炳江. 层次分析法及其应用案例[M]. 北京：电子工业出版社，2014.

[101] Pate K K，Nadel J. Improving the quality and lowering the cost of health care：Medicare reforms from the national commission on physician payment reform[J]. Journal of General Internal Medicine，2014，29（5）：703-704.

[102] Blake J T，Cater M W. Physician and hospital funding options in a public system with decreasing resources[J]. Socio-Economic Planning Sciences，2003，37（1）：45-68.

[103] 国家卫生和计划生育委员会. 中国卫生和计划生育统计年鉴（2014）[M]. 北京：中国协和医科大学出版社，2014.

[104] Andreassen L，Di T M L，Strom S. Do medical doctors respond to economic incentives？[J]. Journal of Health Economics，2012，32（2）：392-409.

[105] Yang C H，Huang Y T，Hsueh Y S. Redistributive effects of the national health insurance on physicians in Taiwan: A natural experiment time series study[J]. International Journal for Equity in Health，2013，12（1）：13.

[106] Lesser C S，Fineberg H V，Cassel C K. Physician payment reform：Principles that should shape it[J]. Health Affairs，2010，29（5）：948-952.

[107] 中华人民共和国卫生部. 2010 中国卫生统计年鉴[M]. 北京：中国协和医科大学出版社，2010.

[108] 侯建林，王延中. 公立医院薪酬制度的国际经验及其启示[J]. 国外社会科学，2012，（1）：69-77.

[109] 李芬，金春林，王力男，等. 上海市公立医疗卫生机构人力成本分析[J]. 中国卫生经济，2015，34（1）：9-12.

[110] Ginsburg P B. Efficiency and quality：controlling health care cost growth in health care reform[EB/OL]. https：//www.americanprogress.org/issues/healthcare/report/2009/06/03/6250/efficiency-and-quality/[2009-06-03].

[111] Siddiqui M，Joy S，Elwell D，et al. The national commission on physician payment reform：Recalibrating fee-for-service and transitioning to fixed payment models[J]. Journal of General Internal Medicine，2014，29（5）：700-702.

[112] 朱舒婷，任晋生，申俊龙，等. 医院全成本核算奖金制度和工作量奖金制度的比较研究[J]. 中国医院管理，2012，32（12）：33-35.